Knaur



Marilyn Glenville

# Fettfalle Apfeltyp

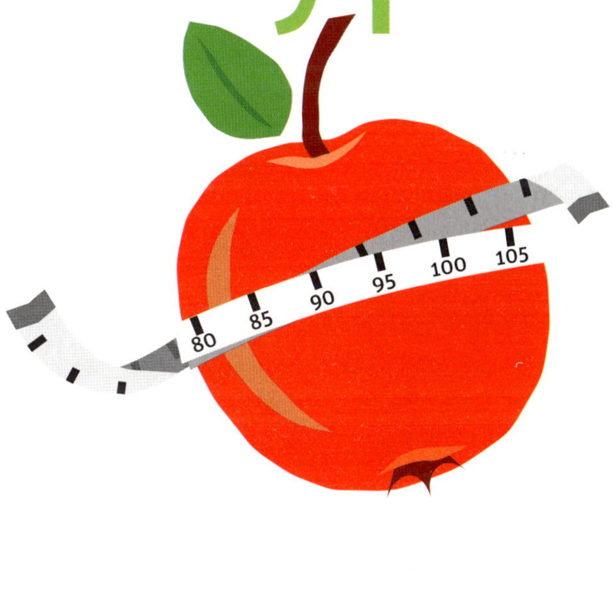

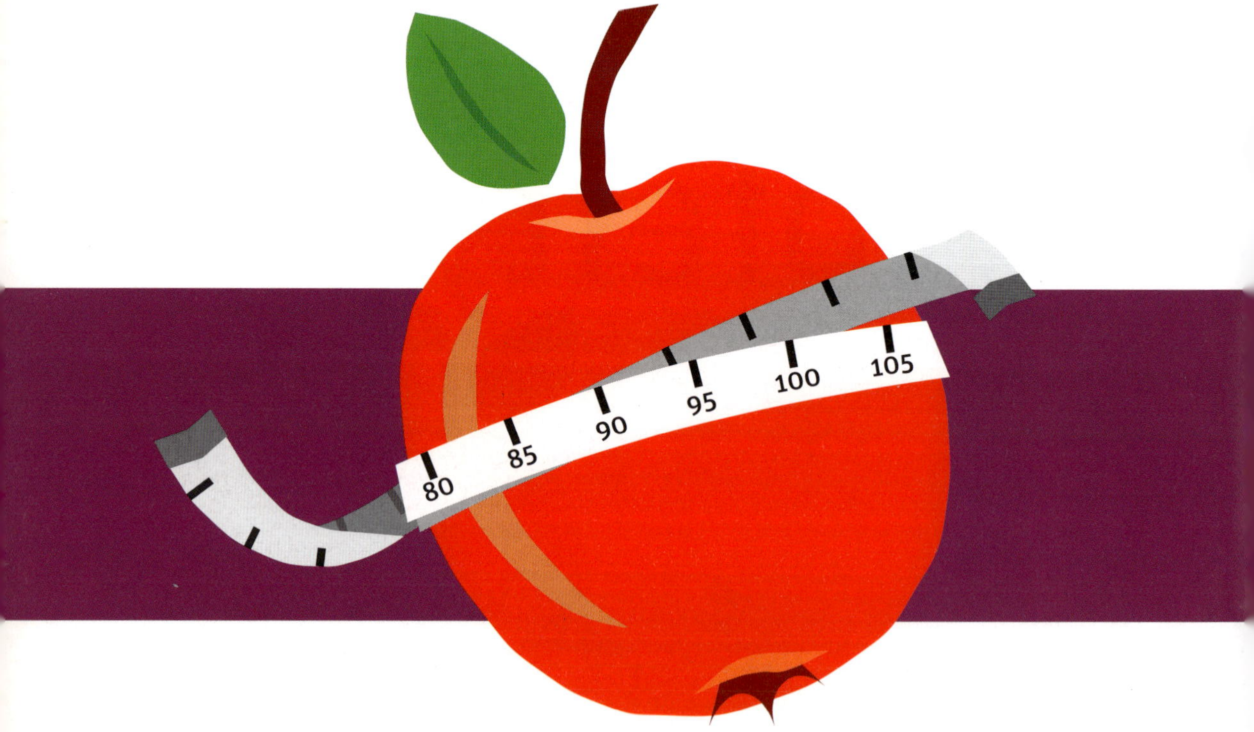
80
85
90
95
100
105

Knaur

Marilyn Glenville

# Fettfalle Apfeltyp

## Wenn Bauchumfang und Taille zum Problem werden

- Individuelles Ernährungsprogramm: So bekommen Sie den Bauchspeck weg

www.knaur-ratgeber.de

# Inhalt

# Mollig um die Taille?

[ Willkommen im Club! ]

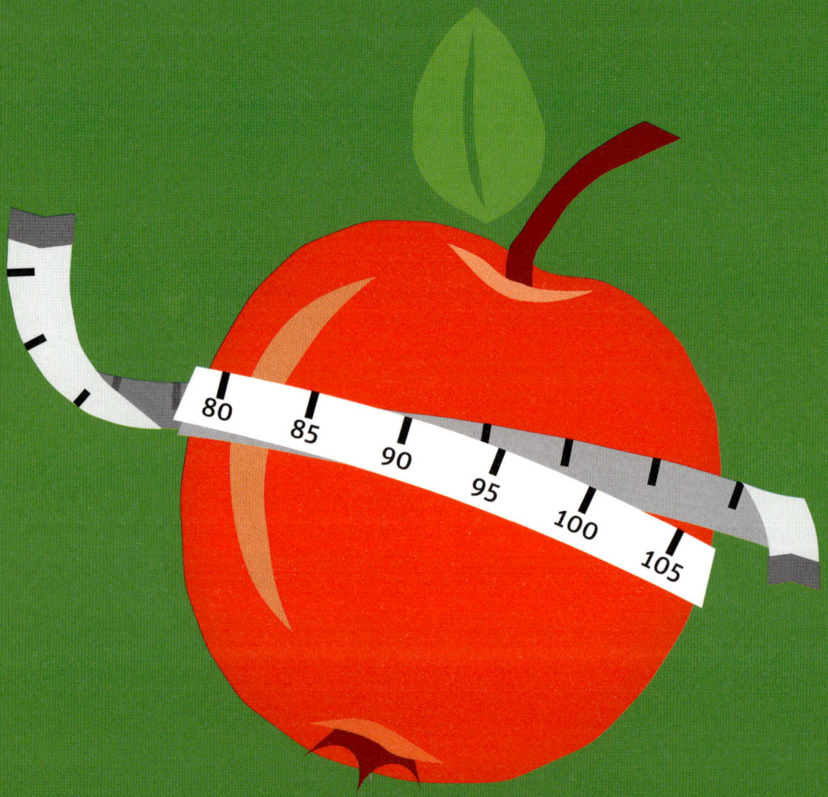

# Sind Sie ein Apfeltyp?

Stehen Sie manchmal **vor dem Spiegel** und betrachten frustriert Ihre Figur? Mit Armen und Beinen sind Sie eigentlich ganz zufrieden, nur der Bereich zwischen Brust und Schambein widersteht hartnäckig allen Versuchen, ihn in Form zu bringen? Haben Sie das Gefühl, dass jeder Keks und jede Hand voll Chips sich zielstrebig im Bereich der Taille ablagert? Vielleicht sitzt auch die Kleidung unbequem – die Röcke sind zu eng oder der Hüftspeck quillt über den Bund der Jeans.

## Schlanker und gesünder werden

Wenn Sie solche Gedanken kennen, lesen Sie weiter, denn dieses Buch möchte Ihnen – und zahllosen anderen Frauen mit dem gleichen Problem – dabei helfen, Ihre Figur gesund in Form zu bringen.

### Der Gesundheit zuliebe

Natürlich geht es dabei um das Aussehen, schließlich wirkt es sich unmittelbar auf das Selbstwertgefühl und das Selbstvertrauen aus. Aber der »Schwimmring« gefährdet auch die Gesundheit. Wissenschaftler haben nachgewiesen, dass bei Menschen, deren Fettdepots um die Körpermitte konzentriert sind, das Risiko für Herzkrankheiten, Diabetes, Schlaganfall, Krebs und Bluthochdruck höher ist.

Also gibt es außer dem Aussehen weitere sehr wichtige gute Gründe, dem Bauchfett zu Leibe zu rücken. Dass Sie dieses Buch lesen, ist ein gutes Zeichen: Sie sind motiviert und bereit für Veränderungen. Und wenn Sie meine Empfehlungen befolgen, werden Sie nicht nur innerhalb von drei Monaten Ihr Bauchfett deutlich reduzieren, sondern auch viel zur Vorbeugung späterer Gesundheitsbeschwerden tun. Kurzfristig werden Sie also besser aussehen (und sich besser fühlen). Und langfristig werden Sie länger leben. So einfach ist das.

### Nicht nur ein Gewichtsproblem

**Wer mit Bauchfett kämpft, muss kein Übergewicht haben. Selbst normalgewichtige Frauen können zu viele Fettdepots in der Körpermitte haben – und die entsprechenden Risiken tragen (siehe Zeichnung Seite 8).**

Dass sich die Fettdepots bei manchen Menschen am ganzen Körper verteilen und bei anderen am Bauch konzentrieren, hat mit der Funktionsweise des Körpers zu tun. Nahrung wird vom Körper entweder in Energie umgewandelt oder als Fettreserve gespeichert. Bei Ihnen legt der Körper vorzugsweise Reserven in einem bestimmten Bereich an. Eine so ungleichmäßige Verteilung der Fettdepots weist auf ein Ungleichgewicht des Stoffwechsels hin.

# Die Verteilung des Fetts

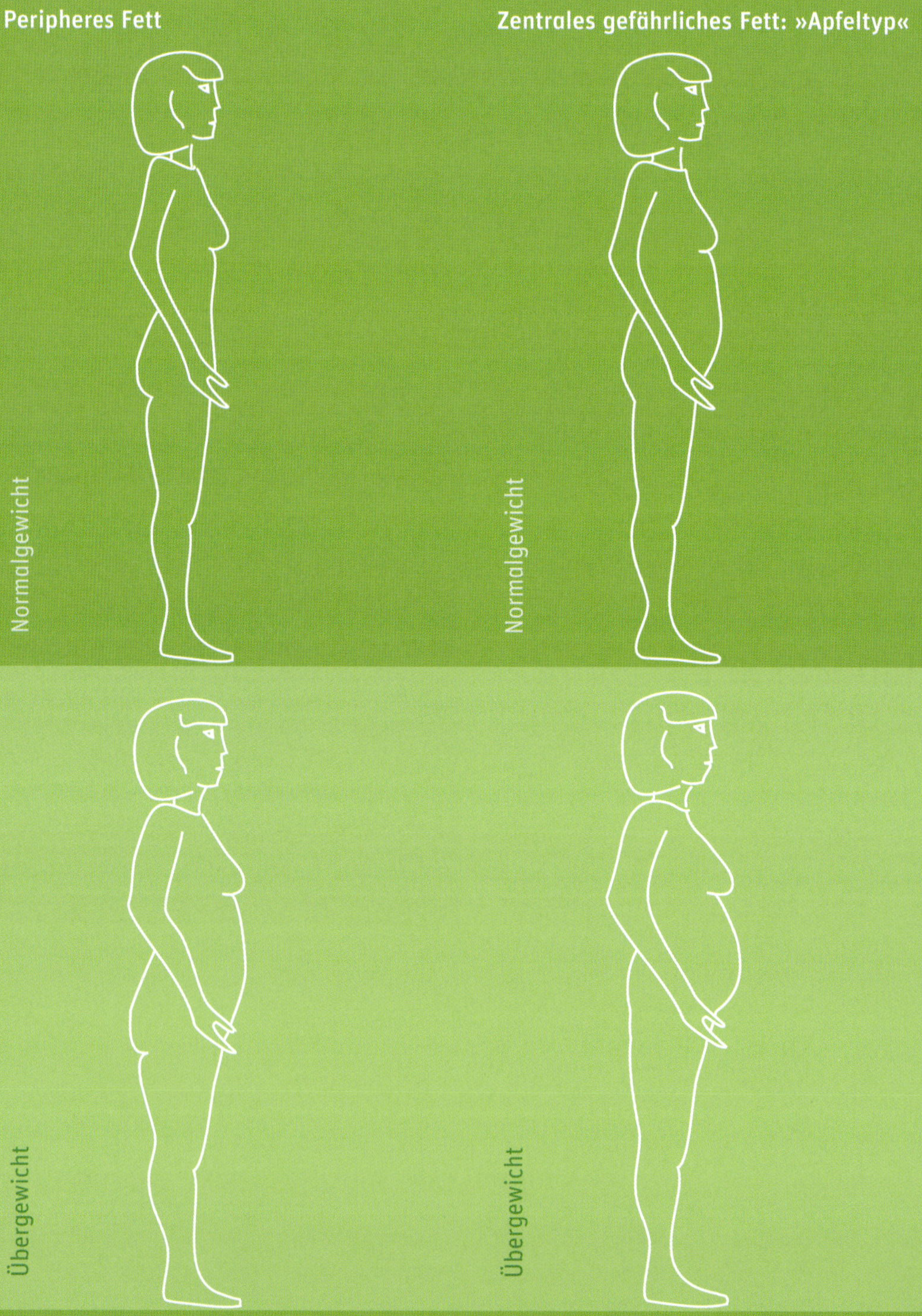

Keine Sorge! Dies ist keine Ernährungsbibel, denn Ernährung ist gar nicht Ihr Hauptproblem. Natürlich spielt die Ernährung eine wichtige Rolle für Gewicht und Gesundheit, darum werden in Kapitel 4 grundlegende Aspekte erläutert.
Das Ziel sollte aber sein, die biochemischen Abläufe im Körper positiv zu beeinflussen, sodass er sich bereitwillig von den Reserven um die Körpermitte trennt.
Wenn Sie die kleinen Veränderungen umsetzen, die dieses Buch vorschlägt, werden Sie bald bemerken, dass sich Ihre Figur verändert. Sie werden sich fitter fühlen und bessere Laune haben. Kopfschmerzen verschwinden, Haut und Haare sehen gesünder aus. Solche Erfolge motivieren, weitere Veränderungen zu wagen und ungesunde Gewohnheiten durch bessere zu ersetzen.

## So profitieren Sie!

Um optimal von diesem Buch zu profitieren, sollten Sie zunächst die Kapitel 1 bis 8 lesen. Dort erfahren Sie, warum Ihr Körper Fett vorwiegend um die Taille speichert und welche Signale im Lauf der Jahre diese Gewohnheit veranlasst haben. Danach sind Sie mit fundiertem Wissen gerüstet für den Schlachtplan in Kapitel 9. Er hilft Ihnen, Schritt für Schritt die notwendigen Veränderungen umzusetzen. (Natürlich können Sie auch mit Kapitel 9 beginnen.) In Kapitel 10 erfahren Sie, wie Sie auf lange Sicht Ihre Figur in Form halten.
Der Ernährungsplan ist nicht für die Ewigkeit angelegt. Doch viele meiner ehemaligen Patientinnen haben die Empfehlungen langfristig in ihren Alltag übernommen, weil sie sich einfach besser fühlen und auf die Komplimente für ihr gutes Aussehen nicht verzichten wollen.

Ich bin seit 25 Jahren als Ärztin tätig und davon überzeugt, dass nichts wichtiger ist als die Gesundheit. Immerhin haben wir nur einen Körper. Sie haben es in der Hand. Niemand außer Ihnen ist für Ihre Gesundheit verantwortlich. Entscheiden Sie sich heute für Veränderung – Sie werden schon in drei Monaten eine völlig veränderte Körperform haben. Kleider, die seit Jahren kneifen, werden wieder passen. Sie werden sich voller Schwung fühlen. Und vor allem werden Sie Risikofaktoren für lebensgefährliche Krankheiten abbauen.

## Wem ich danken möchte

Es ist immer ein Vergnügen, denen zu danken, die bei der Produktion eines Buches geholfen haben: Wie schon früher hat Louise Atkinson darauf geachtet, dass ich mich nicht zu sehr in wissenschaftlichen Details verlor. Ich bedanke mich bei Jenny Wheatley, meiner Lektorin, und dem Verlagsteam. Ein besonderer Dank gebührt den Mitarbeitern der Tunbridge Wells Klinik, die sehr effizient und mit viel Humor für reibungslose Abläufe gesorgt haben. Dank an Alison, Mel, Helen, Brenda, Jenny, Trine, Wendy, Nick und Sally für ihre harte Arbeit und den Glauben daran, dass wir wirklich etwas tun können, um den Menschen das Leben zu erleichtern – sei es bei einer Entbindung, beim medikamentenfreien Überstehen der Menopause oder beim gesunden Abbauen des Bauches. Ein liebevoller Dank an meine ganze Familie – an meinen Mann Kriss, der für das kaufmännische Management der Klinik verantwortlich ist und mir den Rücken für das freihält, was ich am besten kann. Dank auch an meine (erwachsenen) Kinder Matt, Len und Chantell – einfach dafür, dass es sie gibt.

# Warum Sie nur um die Taille zunehmen

## [ und andere Frauen nicht ]

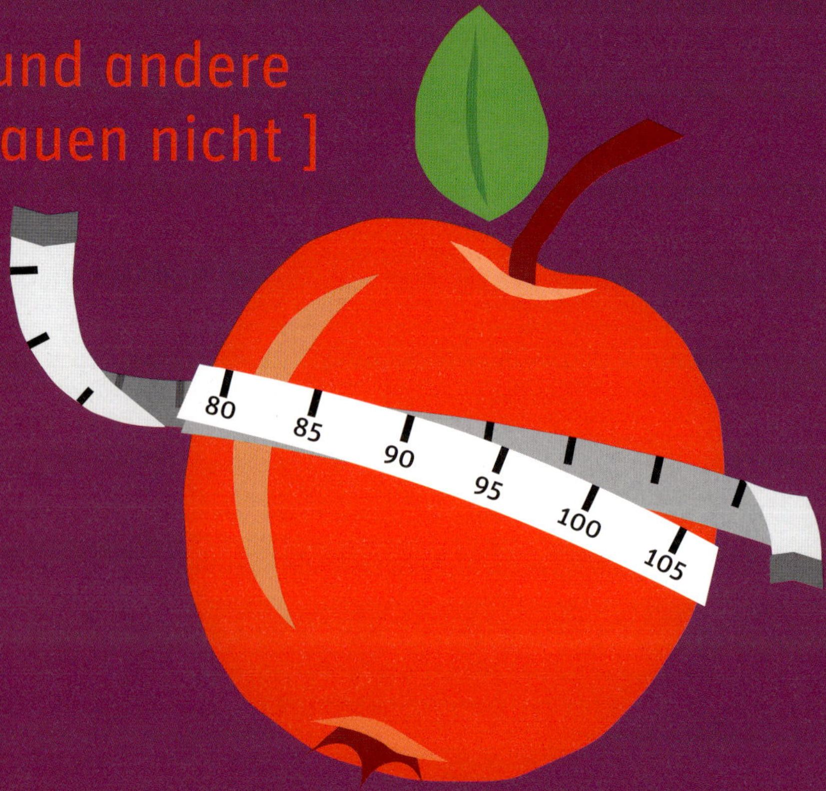

# Der Stress und der Bauch

Die **Fettpolster um Ihre Taille** haben gar nicht so viel mit der Ernährung oder mangelndem Ehrgeiz im Aerobic-Kurs zu tun – sondern viel mehr mit der Wirkung von Stresshormonen. Bei den meisten Menschen ist hauptsächlich das Stresshormon Cortisol für die Ansammlung von Fettdepots in der Körpermitte verantwortlich.

## Kampf oder Flucht

Ursprünglich ist unser Körper, genau wie der eines wilden Tieres, dafür geschaffen, auf Gefahren schnell zu reagieren. Er ist immer bereit, zu fliehen oder sich zu verteidigen. Dieses Kampf-und-Flucht-Reaktionsmuster ist für das Überleben von Mensch und Tier notwendig. Interpretiert das Gehirn eine Situation als lebensgefährlich, löst es die Ausschüttung eines Stoffes namens CRH (Corticotrophin Releasing Hormon) aus, der wiederum die Nebennierendrüsen zur Ausschüttung von Adrenalin und Cortisol veranlasst. Dadurch werden verschiedene Körpervorgänge ausgelöst, die auf den folgenden Seiten näher erläutert werden.

### Reaktion aus früheren Zeiten

Die Kampf-oder-Flucht-Reaktion ist ungemein sinnvoll und effizient, denn sie liefert dem Körper alles, was er für schnelle Reaktionen in Gefahrensituationen braucht. Ist die Gefahr gebannt (weil der Feind besiegt oder die Flucht geglückt ist), stellen die Nebennierendrüsen die Adrenalinausschüttung ein und der Körperhaushalt normalisiert sich.

Das Problem ist nur, dass die Evolution ein bisschen hinter der Zeit herhinkt. Heute leben viele Menschen im Dauerstress. Nur rührt der von Terminen, Verkehrsstaus oder Kindern im Trotzalter her – und nicht von Säbelzahntigern oder Speere schwenkenden Angreifern. Der Organismus kann aber Zugverspätungen, verpasste Termine, Schuldenberge oder Familienstreitigkeiten nicht von den wirklich lebensbedrohlichen Situationen unterscheiden, für die dieser Mechanismus eigentlich geschaffen wurde. Also reagiert er nach dem einzigen Muster, das er kennt: Kampf oder Flucht.

## Dauerstress für unseren Körper

**Heute ist Stress im Alltag fast ständig vorhanden, und er lässt sich nicht auf natürliche Weise durch Kampf oder Flucht lösen. Deshalb hat er extreme Auswirkungen auf den Körper: Das Reaktionsmuster, das eigentlich nur für kurze Gefahrensituationen gedacht ist, dauert nun Stunden an.**

## Die Macht von Adrenalin und Cortisol

In Stress-Situationen fördert Adrenalin die Aufmerksamkeit und Konzentration, während das Cortisol den Fett- und Zuckerspiegel im Blut erhöht. Wird der Körper nun nicht durch Kampf oder Flucht aktiv, wird die in Form von Fett und Glukose bereitgestellte Energie nicht verbraucht und darum kurzerhand als Depot abgelagert.
Nach einer Stresssituation sinkt der Adrenalinspiegel schnell wieder. Der Organismus kehrt in einen Ruhezustand zurück. Der Cortisolspiegel sinkt jedoch viel langsamer ab (manchmal über Tage) und sorgt für gesteigerten Appetit, weil der Körper nach all dem Kämpfen und Fliehen doch aufgepäppelt werden muss. Das ist völlig in Ordnung, wenn man wirklich gekämpft hat oder um sein Leben gerannt ist. Wer jedoch am Schreibtisch stressige Telefonate hinter sich bringen musste, hat keinen erhöhten Nährstoffbedarf.
Die Schlussfolgerung: Menschen, die unter Dauerstress leben, haben häufiger Hunger. Obendrein signalisiert ihnen ihr Körper, dass sie den Vorrat an den Nährstoffen auffüllen müssen, die bei körperlicher Anstrengung verbraucht werden: Kohlenhydrate und Fette. Wer diesen Signalen nachgibt, wird zwangsläufig zunehmen.

### Die sichtbaren Folgen

Der Kampf-und-Flucht-Mechanismus ist ein zentrales Thema, darum stelle ich ihn schon so früh in diesem Buch vor. Der Zusammenhang zwischen Stresshormonen und dem Fett um die Körpermitte wird heute von Wissenschaftlern bestätigt. Wenn wir dem Kampf-und-Flucht-Impuls nicht folgen, wird der Überschuss an Glukose und Fetten als Depot abgelagert. Und auch alle süßen und fettigen Lebensmittel, die man wegen des Appetits nach Stress-Situationen zu sich nimmt, finden den schnellen Weg auf die Hüften.

## Warum Fett in der Körpermitte landet

**Die Fettdepots werden nicht zufällig an Taille und Bauch abgelagert. Denn Fett in der Körpermitte befindet sich in der Nähe der Leber. In diesem Organ kann es bei Bedarf schnell in Energie verwandelt werden. So liefert das Bauchfett einen wirkungsvollen (wenn auch ärgerlichen) Schutz vor dem nächsten Stressmoment.**

## So reagiert der Körper auf Stress

Experten bezeichnen die Reaktionen des Körpers in Stress-Situationen auch als **General Adaptation Syndrome** (kurz GAS genannt). Es ist sinnvoll, sich noch näher mit dem Thema zu beschäftigen. Wer die Reaktionsmuster des Körpers versteht, kann gezielter Veränderungen im Alltag einplanen, durch die sich der Schwimmring um die Körpermitte vermeiden lässt.

1920 stellte Medizinstudent Hans Selye fest, dass Stressreaktionen bei allen Säugetieren – von Mäusen bis zu Menschen – nach dem gleichen Muster ablaufen.

## Phase 1 – Alarm

**Dies ist der Kampf-oder-Flucht-Moment. Es ist eine kurze, aber heftige Reaktion, in der der Organismus in höchste Alarmbereitschaft versetzt wird.**

- Der Puls beschleunigt sich, der Blutdruck steigt.
- Die Gerinnungsfähigkeit des Blutes steigt, sodass Verletzungen weniger stark bluten und schnell verschorfen.
- Die Verdauung verlangsamt sich. Sie wird nicht benötigt, weil man in Momenten der Lebensgefahr kaum eine Pause für einen Snack einlegen wird. Und die Energie, die sie benötigt, wird woanders dringender gebraucht.
- Die Leber gibt Glukose ans Blut ab, damit für Kampf oder Flucht sofort Energie zur Verfügung steht.
- Das Immunsystem produziert mehr weiße Blutkörperchen, sodass unser Körper besser gegen Viren und Bakterien gerüstet ist.
- Die Durchblutung der Haut und der inneren Organe (außer Herz und Lunge) wird reduziert, die der Muskeln verstärkt.
- Die Atmung wird schneller und flacher, um Gehirn, Herz und Muskeln mit Sauerstoff zu versorgen.
- Es bildet sich mehr Schweiß. So werden Giftstoffe ausgeschieden.
- Blase und Schließmuskel entspannen sich. Deshalb kann es passieren, dass Menschen in extremen Stress-Situationen einnässen oder den Darm entleeren.
- Adrenalin wird ins Blut ausgeschüttet. Der Cortisolspiegel steigt, und mit ihm der Blutzuckerspiegel. In dieser Phase ist der Körper so stark mit eigenen Substanzen »gedopt«, dass manche Menschen Unvorstellbares vollbringen, etwa ein Auto anheben, um einen darunterliegenden Menschen zu befreien.

Nach dieser ersten Phase erholt sich der Organismus. **Der Adrenalinspiegel** sinkt schnell, **der Cortisolspiegel** langsam (eher über Tage als über Stunden). Ist die Stressursache jedoch nicht ausgeräumt, wie es im modernen Alltag oft der Fall ist, geht der Körper in Phase 2 über.

## Phase 2 – Widerstand

Cortisol erhält den Kampf-und-Flucht-Mechanismus aufrecht, indem es den Blutzuckerspiegel erhöht (um Energie zu liefern) und Natrium bindet (um den Blutdruck hoch zu halten). Es regt auch die Umwandlung von Proteinen, Fetten und Kohlenhydraten in Energie an, die für Kampf oder Flucht benötigt wird. Der Cortisolspiegel bleibt recht lange hoch, bei einigen Menschen gewöhnt sich der Organismus sogar daran. Darin liegt die eigentliche Ursache des Bauchfetts. Der Körper glaubt, er muss ständig »Stressenergie« bereithalten und legt darum ein Depot schnell verfügbaren Fetts an. Gleichzeitig signalisiert er verstärkten Appetit, damit immer für reichlich Nachschub gesorgt ist. Viele Menschen leben aber unter Dauerstress, sodass der Körper gar keine ausreichend langen Erholungsphasen bekommt. Weil der Körper diese Anspannung nicht auf Dauer durchhält, folgt Phase 3.

# Die Nebennierendrüsen

Um den Zusammenhang zwischen Stresshormonen und Bauchfett zu verstehen, muss man die Funktion der Nebennierendrüsen kennen. Denn hier werden Cortisol und Adrenalin, die wichtigsten Stresshormone, produziert.

## Am richtigen Platz

Die kleinen Nebennierendrüsen befinden sich oberhalb der Nieren und damit an einem idealen Platz im Körper: ganz in der Nähe der wichtigsten Arterie (der Aorta) und der wichtigsten Vene (der Vena cava). Das bedeutet, dass in Stress-Situationen die Hormone dieser Drüsen sofort in den Blutstrom gelangen und in den ganzen Körper verteilt werden. Außerdem liegen die Nebennierendrüsen in der Nähe von Leber und Bauchspeicheldrüse, die bei Ausschüttung von Cortisol sofort Energie bereitstellen, indem sie Glukose ins Blut pumpen. Jede Nebennierendrüse besteht aus zwei separaten Teilen: Nebennierenrinde (Cortex) und Nebennierenmark (Medulla).

### DIE NEBENNIERENRINDE

Die Nebennierenrinde ist der äußere, größere Teil der Drüse, der 80 bis 90 Prozent ihres Volumens ausmacht. Sie schüttet drei Arten von Hormonen aus, die so genannten Corticosteroide. Diese heißen Glukocorticoide, Mineral-Corticoide und DHEA.

### DAS CORTISOL

Das wichtigste Glukocorticoid ist Cortisol, das den Glukosehaushalt reguliert. Es ist auch an der Steuerung des Fett-, Protein- und Kohlenhydrathaushalts beteiligt und hat dadurch Einfluss auf die Produktion von Energie und Schilddrüsenhormonen sowie auf das Immunsystem. Cortisol wird im Lauf des Tages in unterschiedlichen Mengen ans Blut abgegeben. Dabei ist der zeitliche Rhythmus ebenso wichtig wie die jeweilige Menge. Der Cortisolspiegel sollte morgens (wenn man sich in den Tag stürzt) am höchsten und am Abend (wenn man zur Ruhe kommt) am niedrigsten sein.

### DAS ALDOSTERON

Das wichtigste Mineral-Corticoid ist das Aldosteron, das den Salz- und Wasserhaushalt des Körpers reguliert. Es steuert die Aufnahme von Natrium und die Ausscheidung von Kalium über die Nieren. Außerdem ist es eines der Hormone, die hauptsächlich an der Entstehung von Bluthochdruck beteiligt sein können.

## DHEA

Dehydroepiandrosteron – kurz DHEA genannt – ist der Startblock der Sexualhormone Östrogen und Testosteron. Es hilft zwar dabei, die Auswirkungen eines hohen Cortisolspiegels zu regulieren, doch wenn der Cortisolspiegel dauerhaft hoch bleibt (etwa unter chronischem Stress), sinkt der DHEA-Spiegel. Die Folgen können vielfältig sein: Antriebslosigkeit, Schlafstörungen, verstärkte PMS-Beschwerden und reduzierter Sexualtrieb.

## DAS NEBENNIERENMARK

Dies ist der kleinere, innere Teil der Nebennierendrüsen. Er besteht aus Nervengewebe, das so genannte Catecholamine ausschüttet. Diese bestehen aus Adrenalin und Noradrenalin.

## ADRENALIN UND NORADRENALIN

Dies ist das klassische Kampf-und-Flucht-Hormon, das in den USA auch als Epinephrin bekannt ist. Es sorgt für die Weitung der Blutgefäße, den Anstieg von Blutdruck und Blutzuckerspiegel und die Beschleunigung des Herzschlags. Noradrenalin wird in den USA Norepinephrin genannt und bewirkt im Gegensatz zum Adrenalin eine Verengung der Blutgefäße.

## STÖRUNGEN

Die Addison-Krankheit und das Cushing-Syndrom sind die beiden wichtigsten Störungen, die durch Fehlfunktionen der Nebennierendrüsen ausgelöst werden.

## DIE ADDISON-KRANKHEIT

Dabei handelt es sich um eine Unterfunktion: Die Nebennierendrüsen produzieren einfach nicht genügend Hormone. Symptome sind Gewichtsverlust, Muskelschwäche, Abgeschlagenheit, niedriger Blutdruck, Hyperpigmentierung (Verdunkelung der Haut), Übelkeit, Durchfall, Schwindel, Stimmungsschwankungen, Lethargie und Depressionen.

## DAS CUSHING-SYNDROM

Dieses Syndrom ist das Ergebnis einer Überfunktion der Nebennierendrüsen mit zu starker Hormonproduktion. Symptome sind Gewichtszunahme in der Körpermitte, Depressionen, Schlafstörungen, verringerter Sexualtrieb, hoher Blutdruck, Insulinresistenz, Diabetes und bei Frauen unregelmäßige Menstruationszyklen. Viele der Symptome ähneln den Körperreaktionen auf die hohe Cortisolausschüttung in Stress-Situationen. In schwerer Form tritt das Cushing-Syndrom selten auf, doch die Krankheit zeigt, wie intensiv schon kleine Schwankungen im Stresshormonspiegel Figur und Gesundheit beeinflussen können.

### Phase 3 – Erschöpfung

Wenn der Körper an seine Grenzen stößt, ist er dem Zusammenbruch nahe, weil der Organismus nun einmal nicht ständig auf Vollgas laufen kann. Die Nebennierendrüsen geben den Kampf schließlich auf, Cortisolspiegel und Blutzuckerspiegel fallen dramatisch ab. Die Folge ist spürbare Abgeschlagenheit, die bis zur totalen Erschöpfung reichen kann.

## Widerstand überwinden

Viele Menschen leben jahrelang in einem Zustand des Widerstands (Phase 2). Wenn sich bei Ihnen hartnäckige Fettpolster um die Taille herum bilden, gehören Sie wahrscheinlich dazu. Ihr Körper sorgt dafür, dass Sie dem ständigen Stress gewachsen sind. Er will Ihnen helfen, die täglichen Bedrohungen und Anforderungen zu bewältigen, und er will dabei die möglichst reibungslose Funktion des Organismus aufrechterhalten.

### Endstation: Zusammenbruch

Manche Menschen verbringen ihr ganzes Leben in diesem Widerstandszustand und wirken dabei ganz zufrieden. Sie erholen sich nach jeder Stresssituation, um dann auf den nächsten Adrenalintrip zu gehen. Ihrem Körper geht es dabei gar nicht gut. Ein traumatisches Ereignis, vielleicht ein Unfall oder der Verlust einer nahe stehenden Person, kann zum völligen Zusammenbruch führen. Selbst ein unbedeutend scheinendes Ereignis kann das Fass zum Überlaufen bringen. Es gibt auch Leute, die nach einem einschneidenden Ereignis die Haare verlieren oder ergrauen und die sich nie wieder ganz erholen. Solche körperlichen Zusammenbrüche treten recht häufig auf. Ich hatte einmal einen Patienten, der einen anstrengenden Job in der Großstadt hatte und quasi sein Lebenslicht an beiden Enden angezündet hatte. Am Wochenende ging er mit Freunden zum Fußball und schloss einen langen Abend mit reichlich Bier an, wenn er mit einer Erkältung kämpfte. Letztlich wurde es seinem chronisch gestressten Körper aber zu viel. Er brach in einer Kneipe zusammen und wurde mit einer Autoimmunerkrankung, die ihn einige Tage lang völlig lähmte, in die Klinik eingeliefert. Noch Monate später litt er an Lähmungserscheinungen. Heute – ein Jahr später – arbeitet er wieder, doch eine Gesichtshälfte ist geschädigt und »hängt«, wenn er müde ist.

**Dr. Hans Selye,** der Großvater der Stressforschung, schreibt in seinem Buch »Stress beherrscht unser Leben«, (1957): »Jedes Lebewesen ist ständig **einem gewissen Maß** von Stress ausgesetzt. Man möchte meinen, dass nur ernsthafte Krankheiten oder schwere körperliche oder seelische Verletzungen Stress verursachen. Das ist falsch. Das Überqueren einer großen Kreuzung, selbst Zugluft oder pure Freude können in einem gewissen Grade die Stressmechanismen des Körpers in Gang setzen. **Stress ist nicht immer schädlich.** Er würzt das Leben, denn alle Emotionen und Aktivitäten verursachen Stress. Natürlich muss der Organismus ihn **verkraften können.** Das gleiche Stresslevel kann für eine Person erschöpfend und für eine andere belebend wirken.«[1]

## Jeder erlebt Stress auf seine Art

Inzwischen hat die Forschung nachgewiesen, dass jeder Mensch anders auf Stress reagiert. Befinden sich zwei anscheinend ähnliche Personen in derselben Situation, so kann eine der beiden sie als belastenden Stressmoment erleben – und die andere als herrlich aufregend. Denken wir an eine Achterbahnfahrt: Manche Menschen sind begeistert, andere finden es grauenhaft. Die Fahrt ist immer gleich. Und doch jeder erlebt sie anders.
Manche Menschen essen unter Stress mehr, andere nur sehr wenig. Einige Menschen verlieren bei Stress den Appetit und nehmen sogar ab, während andere in erschreckendem Maße zunehmen. Damit kommen wir zum Kern dieses Buches: Das Geheimnis der Gewichtskontrolle besteht darin, die Reaktionen des eigenen Körpers auf Stress festzustellen.

## Cortisol – ein Wolf im Schafspelz

Es steht fest, dass Cortisol den Appetit steigert und den Körper zur Fettspeicherung vor allem in der Körpermitte veranlasst.[2] Trotzdem ist dieses Hormon für den Körper wichtig, es hat viele Funktionen im Körper (siehe Seite 14). Es kommt also – wie immer – auf das rechte Maß an.
Der Cortisolspiegel steigt nur dann zu stark an (und bleibt hoch), wenn der Stresspegel hoch ist. Durch den hohen Cortisolspiegel wird dem Körper vorgegaukelt, dass er ständig auftanken und schnell verfügbare Fettreserven anlegen muss, um ausreichend Energie für weiteren Stress bereitstellen zu können.

### Energie für den bevorstehenden »Angriff«

Bei Dauerstress signalisiert der hohe Cortisolspiegel der Leber, gespeicherte Glukose freizusetzen und so Energie für den bevorstehenden »Angriff« zu liefern. Das Cortisol veranlasst die Fettzellen in der Körpermitte (also in der Nähe der Leber), Fett als Energielieferant direkt in den Blutstrom abzugeben. Daraus folgt, dass Blutzucker- und Blutfettspiegel ansteigen, um für Kampf oder Flucht gewappnet zu sein. Bleibt man aber hinter dem Schreibtisch oder dem Lenkrad sitzen und kämpft nur mental mit dem Stressfaktor, werden Fett und Zucker nicht verbraucht.

## Mehr Stress – mehr Bauch

**In einer Studie stellten Forscher einer Gruppe von Frauen Rätselfragen, um Stress auszulösen. Sie verglichen die Ergebnisse der Frauen mit dem höchsten und dem niedrigsten Taille-Hüfte-Verhältnis (siehe Seite 28).**
**Das Ergebnis: Die Forscher stellten fest, dass Frauen mit fülligem Bauch mehr Cortisol produzierten und ihr Leben insgesamt öfter als »stressig« bezeichneten.[3]**

### Appetit auf Schokolade?

Nach einer Weile wird die Bauchspeicheldrüse durch den hohen Blutzuckerspiegel angeregt, das Hormon Insulin auszuschütten. Dieses Hormon signalisiert dem Körper, Fett zu speichern, und löst gleichzeitig Appetit auf etwas Süßes und Fettes aus, z. B. auf Schokolade. Es ist also nicht Charakterschwäche, die den Kühlschrank zur Figurfalle werden lässt, sondern ein biochemischer Vorgang im Körper.

Leider haben gerade die Fettzellen am Bauch sehr viele Cortisolrezeptoren – viermal mehr als in anderen Körperzonen. Wenn Sie also unter Stress stehen und einen hohen Cortisolspiegel haben, schreien gerade die Fettzellen am Bauch nach diesem Hormon und veranlassen den Körper, dort noch mehr Depots anzulegen. Wen wundert da, dass sich gerade an Bauch und Taille die Pfunde so schnell sammeln.

## Der Stress und die Frauen: das »Hurried Woman Syndrome«

Leider sind Frauen anfälliger für Stress-Symptome. Das gilt besonders für seelischen Stress. Wir neigen dazu, uns Sorgen zu machen, und das Leben nicht ganz locker zu nehmen. Ich habe in meiner Klinik mit Frauen gesprochen, die sich sogar wegen der Lage der Nation sorgten. Viele Frauen haben den starken Wunsch, dafür zu sorgen, dass es allen gut geht. Wir denken an andere Menschen, vor allem innerhalb der Familie. Wir versuchen, es allen recht zu machen. Dadurch entsteht Stress, denn dieses Ziel ist nicht erreichbar.

Sie haben den anstrengenden Job aufgegeben, um mehr Zeit für die Kinder zu haben? Sie haben die Schulden unter Kontrolle? Selbst wenn Sie meinen, nicht unter Stress zu stehen, können Sie doch am »Hurried Woman Syndrome« leiden.

Diesen Begriff prägte der amerikanische Wissenschaftler Dr. Brent Bost. Er beschreibt damit ein Verhalten, das vor allem bei Frauen zwischen 25 und 55 zu beobachten ist: Sie versuchen, zu viele Dinge in zu kurzer Zeit zu erledigen. Typischerweise sind sie ständig damit beschäftigt, Beruf, Familienleben, Haushalt und vielleicht noch die Versorgung älterer Angehöriger unter einen Hut zu bringen – sie leben also im Dauerstress. Manche Frauen müssen mehrere einschneidende Stress-Situationen in ihrem Leben meistern, andere sind anfällig für psychischen Stress und neigen in Belastungssituationen zu Überreaktionen. Frauen beider Gruppen haben während einer langen Phase ihres Lebens mit einem dauerhaft hohen Cortisolspiegel zu kämpfen.

# Typische Stress-Symptome

Unabhängig von der Stressursache sind die folgenden Symptome typisch für einen erhöhten Cortisolspiegel:

- Neigung zur Gewichtszunahme in der Körpermitte
- Gesteigerter Appetit
- Gesteigertes Bedürfnis nach Schokolade, Süßigkeiten, Brot, Kuchen, Koffein und Alkohol (vor allem nach Produkten, die wie Kuchen und Schokolade eine Kombination von Kohlenhydraten und Fett und damit gerade besonders viele Kalorien enthalten)
- Ein Leistungstief am Nachmittag und das Bedürfnis nach einer Tasse Kaffee oder Tee und/oder etwas Süßem, um über den Tag zu kommen
- Ein geschwächtes Immunsystem (z. B. Anfälligkeit für Erkältungen und andere Infektionen)
- Kopfschmerzen
- Nägelbeißen oder nervöses Zupfen an der Haut um die Nägel
- Zähneknirschen im Schlaf (Wenn Sie nicht wissen, ob Sie knirschen, essen Sie zum Frühstück ein Müsli. Schmerzen dabei die Kiefer, sollten Sie sich vom Zahnarzt eine Knirschleiste anpassen lassen.)
- Hoher Cholesterinspiegel
- Schwankender Blutzuckerspiegel
- Verdauungsbeschwerden (z. B. Blähungen)
- Schmerzen in der Brust (Bei Brustschmerzen unbedingt den Arzt aufsuchen. Stresshormone können Symptome auslösen, die Herzbeschwerden ähneln.)
- Muskelschmerzen
- Verspannungen in Schultern und Nacken (Stresshormone sorgen dafür, dass der Körper ständig kampf- oder fluchtbereit angespannt ist.)
- Haarausfall
- Unregelmäßige oder ausbleibende Periode (Das Fortpflanzungssystem ist der einzige Teil des Organismus, den der Körper stilllegen kann, ohne Ihr Leben zu gefährden. So kann die Energie, die das Fortpflanzungssystem normalerweise braucht, für andere Zwecke verwendet werden.)
- Konzentrationsschwierigkeiten oder Vergesslichkeit
- Depressionen
- Verstärkte PMS-Symptome (PMS = Prämenstruelles Syndrom)
- Langsame Stoffwechseltätigkeit (erschwert das Abnehmen)
- Geringer Sexualtrieb
- Müdigkeit, dennoch Schlafschwierigkeiten
- Neigung zu Aktivitätsschüben am Abend oder nächtlichem Aufwachen mit anschließenden Einschlafschwierigkeiten und starken Anlaufschwierigkeiten am nächsten Morgen

Die Ursache für diese Symptome ist ein gestörter Cortisolrhythmus. Normalerweise sollte der Cortisolspiegel morgens ansteigen, damit Energie für den Tag bereitsteht, und abends wieder abfallen.

# Wie stressreich war Ihr Jahr?

Addieren Sie Ihre Stresspunkte. So finden Sie heraus, wie stark Sie in der vergangenen Zeit unter Stress standen.

## Machen Sie den Test!

- Die meisten von uns meinen, ein gutes Gefühl für Stress zu haben. Doch wir können kaum abschätzen, in welchem Maß sich der Stress auf die Gesundheit auswirkt. Um klarer zu sehen, gibt es verschiedene Möglichkeiten. Unsere Checkliste (siehe rechts) gibt einigen Aufschluss.
- Psychologen verwenden zur Stressdiagnose diese »Social Readjustment Rating Scale«. Ursprünglich wurde diese Skala entwickelt, um bei Patienten das Risiko von Stressfolgesymptomen (z. B. Angstzustände, Depressionen) einschätzen zu können. Die Skala gibt jedoch auch Aufschluss über den individuellen Stresspegel.

## So wird's gemacht

- Addieren Sie in der Liste auf der Seite rechts die Werte der Situationen, die in den vergangenen 12 Monaten in Ihrem Leben eingetreten oder passiert sind.
- Kamen einzelne Situationen mehrfach vor, multiplizieren Sie den angegebenen Wert mit der Anzahl der Wiederholungen.
- Auf Seite 22 finden Sie die Auswertung. Einfach umblättern!
- Es mag Sie verwundern, dass auch Weihnachten auf der Liste steht. Schließlich ist es ein unvermeidliches, jährlich wiederkehrendes Ereignis. Der Sinn dieser Liste ist aber, einen Eindruck aller Stress-Situationen in einem Jahr zu gewinnen. Und viele Frauen finden Weihnachten ausgesprochen stressig. Das Einkaufen von Geschenken, die Lebensmitteleinkäufe und Essensvorbereitungen, Treffen mit Schwiegereltern und anderen Verwandten – all das kann Weihnachten nach einem ohnehin anstrengenden Jahr zur Belastung werden lassen.
- In den Ferien wollen wir uns zwar erholen, dennoch steht Urlaub auf der Liste, weil viele Menschen all die Vorbereitungen und das Packen als Stress empfinden. Manche Familien erleben es auch als Stress, ein oder zwei Wochen rund um die Uhr in einer fremden Umgebung zusammen zu leben.

## Die Stressfaktoren

- Tod des Ehegatten/Partners 100
- Scheidung 73
- Trennung ohne Scheidung 65
- Haftstrafe 63
- Tod eines nahen Angehörigen 63
- Verletzung oder Krankheit 53
- Hauskauf oder Umzug 50
- Hochzeit 50
- Kündigung/Entlassung (Beruf) 47
- Pflege eines kranken oder alten Angehörigen 47
- Versöhnung nach Streit mit dem Partner 45
- Erkrankung eines Angehörigen 44
- Schwangerschaft 40
- Sexuelle Schwierigkeiten 39
- Vergrößerung der Familie durch Adoption oder Heirat 39
- Berufliche Veränderungen 39
- Veränderungen im finanziellen Bereich 38
- Tod eines nahen Freundes 37
- Neuer Arbeitsplatz mit ungewohnter Tätigkeit 36
- Zunahme von Streitigkeiten in der Partnerschaft 35
- Aufnahme einer Hypothek 31
- Zu- oder Abnahme der Verantwortung am Arbeitsplatz 29
- Sohn oder Tochter verlässt Familie 29
- Schwierigkeiten mit angeheirateten Verwandten 29
- Pendeln zur Arbeit 28
- Partner fängt an (bzw. hört auf) zu arbeiten 26
- Schulbeginn oder -abschluss 26
- Veränderung der Lebensumstände 25
- Veränderung persönlicher Gewohnheiten 24
- Schwierigkeiten mit dem Chef 23
- Veränderung der Arbeitszeiten/-bedingungen 20
- Veränderung der Wohnsituation (z. B. Umbau) 20
- Veränderungen im Freizeitbereich 19
- Veränderung der sozialen Aktivitäten 18
- Große Anschaffung (z. B. Auto) 17
- Veränderung der Schlafqualität 16
- Veränderung der Zahl der Familientreffen 15
- Urlaub 13
- Weihnachten 12
- Kleinere Gesetzesverstöße (z. B. Geschwindigkeitsübertretung) 11

## So stressreich war Ihr Jahr

Haben Sie Ihre Stresspunkte (Seite 21) zusammengezählt? Hier das Ergebnis:

- Liegt Ihr Ergebnis zwischen **0 und 149,** war Ihr durchschnittlicher Stresspegel im vergangenen Jahr relativ gering. Psychologen würden Ihr Risiko, stressbedingte Beschwerden zu entwickeln oder in naher Zukunft zu erkranken, auf etwa 30 Prozent schätzen.

- Bei einem Ergebnis zwischen **150 und 299** liegt das Risiko für stressbedingte Beschwerden und Krankheiten schon bei 50 Prozent. In diesem Fall sollten Sie überlegen, in welchen Lebensbereichen Sie gezielt Stress abbauen könnten. Sie sollten besonders auf Ihre Ernährung achten. In Kapitel 5 finden Sie Informationen zu Stress lindernden Naturheilmitteln, Pflanzen und Nahrungsergänzungsmitteln (NEM).

- Liegt Ihr Wert über **300,** haben Sie ein hartes Jahr hinter sich und sollten unbedingt gut auf sich achten. Ihr Risiko für stressbedingte Erkrankungen liegt bei 80 Prozent. Die Empfehlungen in diesem Buch können Ihnen dabei helfen, Ihren Stresspegel zu regulieren, damit Körper und Seele sich erholen können.

## Unser Alltagsstress

Fragebögen und Tests sind nützlich, können jedoch kein exaktes Bild vermitteln. Die Stressliste auf der vorherigen Seite umfasst hauptsächlich einschneidende Erlebnisse und Veränderungen der Lebensumstände. Als Ärztin habe ich in der Klinik jedoch vor allem mit einer anderen Art von Stress zu tun. Diese Art Stress bringe ich auch stärker mit dem gefährlichen Bauchfett in Verbindung: den stets vorhandenen Alltagsstress, der uns unter Dauerdruck setzt. Es ist das endlose Karussell von Pflichten und Aufgaben, die in 24 Stunden zu erledigen sind und die den Alltag zum Jonglierkunststück machen.

### Beispiel: berufstätige Mutter

Nehmen wir eine berufstätige Mutter. Schon ihr Morgen ist chaotisch: Sie muss das Kind wecken, anziehen und versorgen, sich selbst anziehen und zur U-Bahn rennen. Die Arbeit ist anstrengend, zusätzlich flüstert das schlechte Gewissen »Rabenmutter« und verursacht noch mehr Stress. Abends und am Wochenende sind liegen gebliebene Hausarbeiten und Einkäufe zu erledigen. Jeden Tag muss sie gleichzeitig Mutter, Partnerin, Geliebte, Tochter und Arbeitskollegin sein und hat dabei immer das Gefühl, selbst zu kurz zu kommen.

Der Alltagsstress **zehrt besonders an den Kräften,** denn im Gegensatz zu den einschneidenden Einzelerlebnissen ist er eine Konstante im Leben. Natürlich sind auch die Einzelsituationen belastend, doch ist bei ihnen **Ursache und Wirkung** klar festzustellen.

### Der Alltag als Dauerbelastung

Aus dem Alltagsstress scheint es – im Gegensatz zu den belastenden Einzelsituationen – keinen Ausweg zu geben, weil es immer so viel zu tun gibt, weil alles an Ihnen hängt und von Ihnen abhängt. Die Folge ist, dass Sie mit einem chronisch erhöhten Cortisolspiegel leben, weil Ihr Körper denkt, dass Sie ständig ums nackte Überleben kämpfen. Und in gewisser Weise stimmt das ja auch.

## Der Weg aus der Zwickmühle

Es ist nicht auszuschließen, dass jemand seinen Lebensstil grundlegend ändert, gezielt Stressfaktoren abbaut – und der Schwimmring am Bauch dennoch nicht verschwinden will. Warum? Weil der Körper ganz einfach Zeit braucht, um zu »verstehen«, dass die vermeintliche Gefahr nicht mehr vorhanden ist und dass er die vorsorglich angelegten Reserven nicht mehr braucht. Der Organismus war so lange auf Überlebenskampf programmiert, dass er nicht schlagartig umschalten kann. Das war die schlechte Nachricht.

### Stellen Sie um!

Die gute Nachricht lautet, dass der menschliche Körper sehr anpassungsfähig ist. Und wenn das Fett erst einmal zu schmelzen beginnt, dann zuerst um Bauch und Taille. Der Körper muss auf ein neues Programm umgestellt werden, damit er sich selbst heilen kann. Das geht nicht im Handumdrehen. Wenn Sie drei Monate lang meinen Empfehlungen folgen, werden Sie aber einen Unterschied sehen. Ist das Fett erst einmal verschwunden, kommt es auch nicht wieder, denn Sie werden lernen, die Anzeichen von Stress frühzeitig zu erkennen und abzufangen.

### So kompensieren wir oft Alltagsstress

Es gibt eine Reihe von typischen Formen des Kompensationsverhalten, darunter:

- Unmäßiges Essen, vor allem Süßigkeiten, Schokolade, Kuchen, Brot etc.
- Übermäßiger Alkoholgenuss
- Kaffee und Tee als Aufputschmittel
- Unkontrolliertes Kaufverhalten (»Shopping-Therapie«)
- Übermäßiges Fernsehen (verdrängt die eigenen Sorgen und Gedanken)
- Rauchen

# Von diät-
# resistenten
# Pölsterchen

[ und eigensinnigen
Fettzellen ]

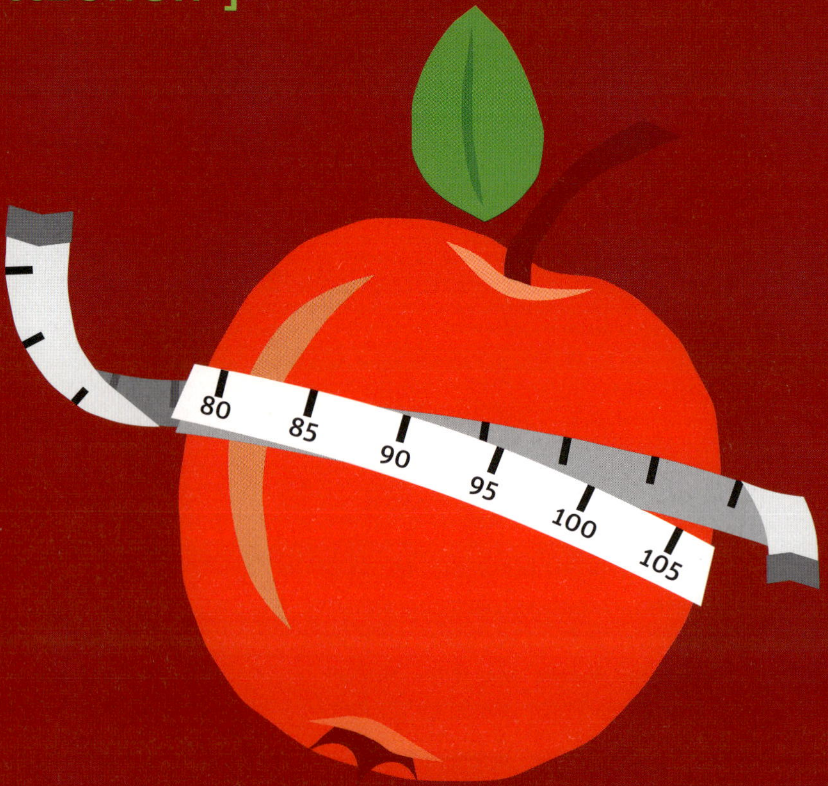

# Gutes oder schlechtes Fett?

Körperfett ist keineswegs grundsätzlich schlecht. **Jeder Mensch braucht Fett,** denn es erfüllt wichtige Funktionen: Es isoliert gegen Wärme und Kälte und hält Haut und Arterien geschmeidig. Wie ein Polster schützt es die inneren Organe, außerdem ist es eine gute Form der Energiereserve. Zu viel Fett an den falschen Stellen kann allerdings die Lebenserwartung verkürzen.

## Fakten über Fettzellen

Die Bildung von Fettzellen beginnt schon vor der Geburt und dauert etwa bis zum Eintritt in die Pubertät an. Leider haben Frauen mehr Fettzellen als Männer. Der Körper eines Mannes bildet rund 26 Milliarden Fettzellen (Adipozyten), bei einer Frau sind es etwa 35 Milliarden.

### Weibliche Reserven

Beim typischen Frauenkörper beträgt der Fettanteil des Körpergewichts bis zu 27 Prozent, während es bei einem Mann nur durchschnittlich 15 Prozent sind. Das ist kein gemeiner Trick der Natur, sondern hat – im Kontext der Evolution gesehen – durchaus seinen Sinn. Der Frauenkörper legt sich Fettreserven an, auf die er im Fall einer Schwangerschaft zugreifen kann. Das Fett ist auch für den Eisprung notwendig. Bei manchen Frauen setzt die Periode aus, wenn sie zu stark abnehmen. Auch das ist eine sinnvolle Vorsorgemaßnahme der Natur: Wenn der Körper akuten Ernährungsmangel registriert, minimiert er das Risiko einer Schwangerschaft.

Mit Erreichen der Pubertät ist die Bildung der Fettzellen abgeschlossen und ihre Anzahl verändert sich nicht mehr. Nimmt man nun zu, weil der Körper überschüssige Nahrung in Reserven umwandelt, werden keine neuen Fettzellen gebildet, sondern die vorhandenen aufgefüllt. Unabhängig davon, wie viel man zunimmt, entstehen keine neuen Fettzellen. Die vorhandenen Zellen blähen sich lediglich auf – bis zum Sechsfachen ihrer Minimalgröße. Nimmt man hingegen ab, schrumpfen sie, aber ihre Zahl bleibt gleich.

### Ausnahme Schwangerschaft

Normalerweise entstehen nach der Pubertät keine neuen Fettzellen mehr. Doch jede Regel hat Ausnahmen: In einer Schwangerschaft kann es vorkommen, dass der Körper neue Fettzellen bildet.

Generell besitzen Frauen mehr Fettzellen als Männer, weil sie während Schwangerschaft und Stillzeit besondere Energiereserven brauchen.

## Stimmt Ihr Gewicht?

Als Maßstab zur Beurteilung, ob jemand Normal- oder Übergewicht hat, verwendet man heute den Body Mass Index (BMI), der Körpergröße und Gewicht ins Verhältnis stellt. Um ihn zu berechnen, teilt man das Gewicht in Kilogramm durch das Quadrat der Körpergröße in Metern. Wiegen Sie beispielsweise 63,5 kg und sind 1,68 m groß, lautet die Rechnung:

**63,5 : (1,68 x 1,68) = 22,5**

Das Ergebnis dieser Rechnung, meist ein Wert zwischen 20 und 40, gibt Auskunft über Ihre Gewichtskategorie (siehe unten). Rund die Hälfte der Deutschen ist übergewichtig ist, jeder Fünfte sogar fettsüchtig (BMI über 30). Besorgnis erregend ist das Übergewicht von Kindern. Derzeit bringt schon jedes sechste Kind in Deutschland zu viel auf die Waage. Schätzungen zufolge wird in 15 Jahren jeder dritte Erwachsene an gefährlichem Übergewicht leiden, sofern er seine Ernährung und seinen Lebensstil nicht grundlegend umstellt.

### Risiko für Ihre Gesundheit

Die Weltgesundheitsorganisation WHO schlägt Alarm. Übergewicht ist für rund zwei Drittel aller Todesfälle mitverantwortlich. Immer mehr Menschen sterben an Gesundheitsstörungen wie Herzkrankheiten, Schlaganfall und Diabetes, die durch Übergewicht verursacht werden. Etwa 60 Prozent der Frauen und 70 Prozent der Männer in Deutschland haben einen BMI von 25 und damit ein fünfmal höheres Risiko, an Diabetes zu erkranken, als Personen mit einem BMI von 22. Liegt der BMI bei 30 (20 Prozent der Deutschen), ist das Risiko bereits 28-mal höher.[1] Diese nüchternen Zahlen mögen verdeutlichen, dass Übergewicht nicht nur ein ästhetisches Problem ist.

## BMI: die Formel fürs Gewicht

Der Body Mass Index, kurz BMI genannt, beschreibt das Verhältnis von Körpergewicht und Körpergröße. Die Formel lautet:
BMI = Körpergewicht in kg : (Größe in m x Größe in m)

### Das sagt der berechnete Wert aus:

| Männer | Frauen | |
|---|---|---|
| Unter 20 | Unter 19 | Untergewicht |
| 20 – 25 | 19 – 24 | Normalgewicht |
| 25 – 30 | 24 – 30 | Übergewicht |
| 30 – 40 | 30 – 40 | Starkes Übergewicht |
| Über 40 | Über 40 | Gesundheitsgefährdendes Übergewicht |

# Nicht nur das Gewicht zählt!

Der Nachteil des BMI als Maßstab für die Gewichtskategorie besteht darin, dass er das Verhältnis von Fett, Muskeln, Knochen und Organen nicht berücksichtigt.

Muskeln sind schwerer als Fett, daher kann der BMI einer muskulösen, sportlichen Person ebenso hoch sein wie der einer untrainierten mit einem höheren Fettanteil. Möglich ist auch, dass jemand einen relativ niedrigen BMI (also kein Übergewicht) hat, wohl aber zu viel Fett. Ob dieses Fett gesundheitsschädlich ist, kommt vor allem auf seine Lage an.

Wie ermittelt man nun den Fettanteil des Körpers? Bis vor Kurzem wurden in Fitness-Studios große »Pinzetten« verwendet, mit denen man in die Pölsterchen griff, um den Fettanteil grob zu überschlagen. Heute gibt es in jedem Studio – und in vielen Privathaushalten – Körperfettwaagen mit Handgriffen oder Kontaktstreifen, auf die man mit nackten Füßen tritt.

## Wie viel Fett ist zu viel?

Menschen sind sehr verschieden und Frauen haben, wie schon erwähnt, generell mehr Fett als Männer. Hinzu kommt, dass wir alle mit zunehmendem Alter Muskelmasse abbauen und daher mehr Fett mit uns tragen.

## So groß darf der Anteil an Körperfett sein:

| Alter | Gesunder Anteil an Körperfett |
|---|---|
| ▸ 18–29 | 19–24 Prozent |
| ▸ 30–39 | 20–26 Prozent |
| ▸ 40–59 | 21–28 Prozent |
| ▸ 60–79 | 22–29 Prozent |

# Der Unterschied zwischen Taille und Hüften

Ein simples Maß ist meiner Meinung nach zum Einschätzen des künftigen Wohlbefindens und der Gesundheitsrisiken wichtiger als BMI oder Fettanteil in Prozenten: der Umfangsunterschied zwischen Taille und Hüften. Genau hier siedelt sich nämlich das Fett an, das die größten Risiken birgt. Wenn Sie einen Rettungsring um den Bauch haben und in das Polster hineingreifen können, wissen Sie schon, dass Sie etwas unternehmen müssen. Nun sind wir aber alle keine Supermodels. Wie findet man also heraus, was zu viel ist?

## So funktionieren Körperfettwaagen

Ein elektrischer Strom wird (schmerzlos) durch den Körper geleitet. Das Gerät misst die Zeit, die der Strom von einer Hand zur anderen bzw. von einem Fuß zum anderen benötigt. Mageres Gewebe leitet den Strom besser als Fett. Je mehr Fett also vorhanden ist, desto länger braucht der Strom. Aus der gemessenen Zeit und dem ermittelten Gewicht errechnet ein Chip in der Waage dann den prozentualen Anteil des Körperfetts – und zwar schmerzlos und recht genau.

### Der »Waist-to-hip«-Wert und was er aussagt

Der Umfangsunterschied zwischen Taille und Hüfte gibt Auskunft über die Fettverteilung. Messen Sie Ihren Taillenumfang an der schmalsten Stelle und den Hüftumfang an der breitesten Stelle (siehe auch Kasten unten). Teilen Sie dann den Hüftumfang durch Ihren Taillenumfang. So erhalten Sie einen Wert, den man »Waist-to-hip-ratio« nennt: Verhältnis Taillen- zu Hüftumfang.
Liegt der Wert über 0,8, haben Sie eine »Apfelfigur« und sollten weiterlesen. Liegt der Wert unter 0,8, haben Sie eine Birnenfigur. Dann könnten Sie dieses Buch an jemanden verschenken, der es dringender braucht.

## So finden Sie Ihren »Waist-to-hip«-Wert

**Stellen Sie sich aufrecht hin. Spreizen Sie die Arme leicht ab. Messen Sie nun Ihren Taillenumfang an der schmalsten sowie Ihren Hüftumfang an der breitesten Stelle. Teilen Sie dann Hüftumfang durch Taillenumfang. Die Formel lautet:**

Taillenumfang : Hüftumfang = Waist-to-hip-ratio

**Ein Beispiel: Beträgt Ihr Taillenumfang 86 cm und Ihr Hüftumfang 94 cm, so liegt Ihr Wert bei 0,9 (86 : 94 = 0,9).**

**Es ist durchaus möglich,** dass zwei Frauen das gleiche Gewicht, den gleichen BMI und sogar den gleichen Fettanteil haben – und dass dennoch eine von ihnen ihr Gewicht **überwiegend um die Taille** trägt und dadurch stärker durch ernsthafte Erkrankungen bedroht ist.

Der »Waist-to-hip«-Wert zeigt potenzielle Gesundheitsrisiken deutlich auf, wird aber von Ärzten häufig noch übersehen. Bei Routineuntersuchungen werden Gewicht und Größe gemessen, aber nicht der Taillen- oder Hüftumfang. Warum? Eine Fachzeitschrift für Mediziner kommentiert: »Viele Ärzte führen lieber einen Plasma-Insulintest durch und verschreiben regulierende Medikamente, statt den Taillenumfang zu messen und mit ihren Patienten über Ernährung und körperliche Bewegung zu sprechen.«[2]

## Warum Bauchfett so schädlich ist

Bislang gingen die Wissenschaftler davon aus, dass Fett nur eine praktische Form der Energiespeicherung war. Das Überleben in früheren Zeiten hing direkt damit zusammen, dass ausreichend (fetthaltige) Nahrung zur Verfügung stand. Und in Notzeiten konnten die Reserven der Fettzellen angezapft werden.
In den letzten Jahren wurde jedoch in einer Studie nachgewiesen, dass Körperfett auch eine stoffwechselaktive Eigendynamik besitzt, die der von endokrinen (hormonausschüttenden) Organen ähnelt.[3]

## Was Fettzellen bewirken können

Fett, das auch als adipöses Gewebe bezeichnet wird, produziert verschiedene Hormone und chemische Botenstoffe, die die Blutgerinnung beeinflussen, die Blutgefäße zusammenziehen und damit den Blutdruck erhöhen (so genannte Vasokonstriktoren) und ebenfalls das Hungergefühl beeinflussen.

Fettzellen können auch eine Reaktion des Immunsystems auslösen, die die Körpertemperatur ansteigen lässt. In früheren Zeiten diente diese inflammatorische Reaktion wahrscheinlich der Abwehr von Infektionen. Fettzellen schütten ebenfalls Östrogen und zwei Stoffe (Tumor-Nekrose-Faktor-alpha und Resistin) aus, die die Funktion des Insulins beeinträchtigen.

## Von »toxischem« Fett

Nicht alle Fettdepots des Körpers verhalten sich gleich. Vor allem das Fett an Bauch und Taille (viszerales Fett) ist gefährlich. Es hat eine stärkere Stoffwechselaktivität als Fettzellen in anderen Körperzonen. Es wird auch als »toxisches« Fett bezeichnet, weil es das Risiko von Herzkrankheiten, Bluthochdruck, Schlaganfall, Krebs und Diabetes erhöht. Fettdepots an Gesäß und Oberschenkeln, die für die »Birnenfigur« sorgen, sind dagegen relativ inaktiv und somit weniger gefährlich.

## Der »herzgesunde« Bauchumfang

**In jüngster Zeit wird der Bauchumfang als wichtiges Maß für das Herz-Kreislauf-Risiko herangezogen. Bei Frauen sollte er unter 80 cm, bei Männern unter 94 cm liegen. Das empfiehlt die Deutsche Adipositas-Gesellschaft. Sind die Werte höher, muss mit einem erhöhten Risiko für Herz-Kreislauf-Erkrankungen und Diabetes gerechnet werden. Ab einem Bauchumfang von 88 cm bei Frauen und 102 cm bei Männern ist dieses Risiko deutlich erhöht.**

- Am besten messen Sie Ihren Bauchumfangs morgens vor dem Frühstück
- Stellen Sie sich mit freiem Oberkörper aufrecht hin.
- Legen Sie das Maßband in der Mitte zwischen unterem Rippenbogen und dem Beckenkamm an. Führen Sie es in gerader Linie um den Bauch herum.
- Atmen Sie locker ein und aus. Messen Sie dabei den Bauchumfang, wenn Sie gerade leicht ausgeatmet haben.

Nachweislich sind Fettzellen um die Taille besonders aktiv. Sie schütten Stoffe aus, die in kleinen Mengen nützlich sein können. Ist jedoch zu viel Fett vorhanden, gerät durch seine Ausschüttungen das sensible chemische Gleichgewicht des Körpers aus dem Lot. Dadurch kann der Insulinhaushalt beeinträchtigt werden, der Blutdruck und der Cholesterinspiegel können steigen. Die Fettzellen in der Bauchgegend können auch Depotfette schnell aufbrechen, um in »Gefahrensituationen« Energie bereitzustellen. Die dabei entstehenden Fettsäuren werden unmittelbar ins Blut ausgeschüttet, sodass Blutfett- und Blutzuckerspiegel ansteigen.

Bei Lebensgefahr mag das nützlich sein, doch in anderen Situationen steigt dadurch das Risiko von Diabetes (durch den Blutzucker) und Herzkrankheiten (durch das Blutfett).

## Fett ist nicht gleich Fett

Unter der Haut befinden sich die subkutanen oder peripheren Fettzellen. Sie isolieren den Körper gegen Wärme und Kälte und wirken als Polster, sodass man bequem auf einem Stuhl sitzen kann. Dieses Fett befindet sich vorwiegend an Gesäß und Hüften und ist relativ harmlos.

Viszerales oder zentrales Fett bildet im Gegensatz dazu ein schützendes Polster um die lebenswichtigen Organe wie Herz, Leber, Nieren sowie um Rückenmark und Wirbelsäule. Wir alle brauchen dieses Fett, das man nicht sehen kann, weil es tief im Körper liegt.

Doch zu viel viszerales Fett kann gefährlich sein. Dieses Fett ist für die »Apfelfigur« verantwortlich.

### Jungen und Mädchen: der kleine Unterschied

Kinder – Jungen und Mädchen gleichermaßen – haben einen geraden Körper ohne ausgeprägte Taille (kleiner Apfel). Jungen behalten diese Körperform, wenn sie heranwachsen. Mädchen behalten mit Erreichen der Pubertät entweder die »Apfelfigur« oder verändern ihre Figur zum »Birnentyp«. Dafür sind hauptsächlich genetische Faktoren verantwortlich.

### Typ Apfel – Typ Birne

Frauen mit Birnenfigur produzieren meist mehr Östrogen, das zur Ausbildung der Eieruhrfigur mit fraulichen Rundungen beiträgt. Diese Figur wird allgemein auch mit Fruchtbarkeit und Geburt assoziiert. Apfelförmige Frauen produzieren mehr Testosteron und haben daher einen eher maskulinen Körper. Dieser Unterschied stellt kein Problem an sich dar, wird aber bedenklich, wenn eine Frau mit Apfelfigur zunimmt. Sie wird hauptsächlich viszerales Fett in der Körpermitte bilden, das die bereits genannten Gesundheitsrisiken mit sich bringt.

## Bäuchlein oder metabolisches Syndrom?

Die Grenze zwischen einem fülligen Bauch und gesundheitlich bedenklichem Fett ist schmal. Wissenschaftler, die sich mit den Risiken im Zusammenhang mit der Apfelfigur beschäftigen, haben inzwischen auch einen Namen für das Problem gefunden: metabolisches Syndrom oder Insulinresistenz, in England Syndrom X. Man befürchtet, dass das Fett am Bauch einen Domino-Effekt auslösen und so Folgeerkrankungen in anderen Körperbereichen bewirken kann. Dadurch kann das Problem, das vordergründig ein ästhetisches zu sein scheint, schnell zur Lawine werden und Herzkrankheiten, Diabetes, Schlaganfall, Bluthochdruck und sogar Krebs nach sich ziehen.

## Das Cortisol und der Domino-Effekt

Wie wird der Domino-Effekt ausgelöst? Hier kommt das Stresshormon Cortisol ins Spiel. Wie wir wissen, zieht ein hoher Cortisolspiegel einen hohen Blutzuckerspiegel nach sich. Denn der Körper stellt ausreichend Energie für einen drohenden Angriff bereit. Steigt der Blutzuckerspiegel an, muss die Bauchspeicheldrüse Insulin ausschütten. Damit wird die Glukose aus dem Blut in die Zellen befördert, die ja die Energie benötigen. Wird die Energie aber nicht verbraucht, weil Flucht oder Kampf ausbleiben (siehe Seite 11), ist der Körper darauf programmiert, die Energie für die nächste Gefahrensituation in Form von Fett zu speichern. Um der zusätzlichen Glukose Herr zu werden, wird weiteres Insulin ausgeschüttet – und so weiter, zumindest für eine Weile. Der Körper ist ein zuverlässiger Mechanismus, der auch starke Schwankungen des Blutzuckerspiegels auffangen kann. Mit der Zeit kann er aber auf die ständige Insulinausschüttung nicht mehr adäquat reagieren. Wird er in dieser Hinsicht zu oft überfordert, kann es leicht zu einer Insulinresistenz kommen.

## Gefährliche Insulinresistenz

Insulin steuert nicht nur den Blutzuckerspiegel, sondern auch die Fettablagerung. Es sorgt dafür, dass Zucker in Form von Glykogen in Muskelzellen und Leber gespeichert wird. Unter Stress gibt das Cortisol dem Körper das Signal, Energie nicht zu speichern, denn der Körper macht sich für Kampf oder Flucht bereit.

### Appetit bei Dauerstress

**Dauert Stress an (was meist der Fall ist), bleibt der Cortisolspiegel hoch. Der Körper versucht weiter, den Blutzuckerspiegel zu erhöhen, indem er das Signal zur Freigabe der Zuckerreserven in Leber und Muskeln gibt. In solchen Momenten verspürt man Gelüste auf Süßes oder Koffein, weil der Körper nach Nachschub verlangt.**

Mit der Zeit **werden die Zellen schlichtweg faul** und reagieren nicht mehr auf das Insulin. **Die Fettzellen** geben mehr Fett ans Blut ab, die **Leberzellen** produzieren mehr Glukose und in den **Muskelzellen** werden Proteinzellen zu Aminosäuren abgebaut, die wiederum von der Leber **in Zucker umgewandelt** werden.

Bis zu einem bestimmten Punkt stellt sich der Körper auf diese Situation ein. Doch jenseits dieses Punktes lauern Probleme, die mit der Insulinresistenz beginnen und verschiedene bedrohliche Folgeerscheinungen nach sich ziehen können.

# Typisch Frau! Wenn sich der Apfel rundet

Frauen aller Altersgruppen können aus den verschiedenen, in diesem Buch erläuterten Gründen Fettdepots um Bauch und Taille entwickeln. Zu bestimmten Zeiten treten Figurveränderungen aber besonders leicht auf: in der Schwangerschaft, nach der Geburt, während der Stillzeit und in der Menopause.

## In der Schwangerschaft

Während der Schwangerschaft sind die Körpersignale zum Anlegen von Fettdepots besonders nachdrücklich. Auch für Probleme mit dem Blutzuckerspiegel sind schwangere Frauen wesentlich anfälliger als Frauen in anderen Lebensphasen. Diabetes beispielsweise kann in der Schwangerschaft auftreten (Gestationsdiabetes) und verschwindet meist unmittelbar nach der Geburt. Die Hälfte aller Frauen mit Schwangerschaftsdiabetes trägt aber zusätzlich ein erhöhtes Risiko, innerhalb von 10 bis 15 Jahren nach der Entbindung an Diabetes Typ 2 zu erkranken.[4] Betroffene Frauen nehmen während der Schwangerschaft stark zu und bringen meist größere Kinder zur Welt, weil der erhöhte Blutzuckerwert das Wachstum des ungeborenen Kindes fördert.

Selbst in einer beschwerdefreien Schwangerschaft steigt **der Cortisolspiegel** an und erreicht seinen Höchststand am Ende des letzten Schwangerschaftsdrittels.[5]

Mit dem erhöhten Cortisolspiegel steigt auch die Gefahr von Blutzuckerschwankungen.

Gemeinsam mit Hormonen, die während der Schwangerschaft produziert werden, kann der höhere Cortisolspiegel die Wirkung des Insulins blockieren. Darum sind viele Frauen während der Schwangerschaft insulinresistent und ein kleiner Anteil (etwa 4 Prozent) ist sogar von vorübergehenden Diabetes betroffen. Dieses Diabetesrisiko ist bei Schwangeren über 35 Jahren höher. Dadurch erklärt sich, dass ältere Schwangere meist mehr Fettdepots bilden, selbst wenn kein vorübergehender Diabetes auftritt.

### Negative Auswirkungen auf das Baby

Es wurde nachgewiesen, dass die Kinder von Müttern mit sehr hohem Cortisolspiegel ebenfalls einen auffällig hohen Cortisolspiegel haben. Sie können diesen bis zu zehn Jahre nach der Geburt behalten und häufiger psychische Probleme zeigen. Manche Forscher vermuten, dass Stress während der Schwangerschaft ähnlich negative Auswirkungen auf das ungeborene Kind haben kann wie Rauchen oder Alkohol.[6]

### Abnehmen fällt schwer

Bei manchen Frauen bleibt der Cortisolspiegel auch nach der Geburt hoch,[7] sodass ihnen das Abnehmen nach der Schwangerschaft besonders schwer fällt. Wer jedoch die Empfehlungen dieses Buches drei Monate lang konsequent einhält, sollte seinen Körper wieder ins Gleichgewicht bringen können.

## Schwanger über 35

Wer erst mit Ende dreißig oder Anfang vierzig Mutter wird, hat es meist schwerer, die Figur anschließend wieder in Form zu bringen. Ein Grund liegt darin, dass sich der Körper allmählich auf die Menopause einstellt, selbst wenn man davon noch nichts merkt. Vereinzelte Hitzewallungen oder nächtliche Schweißausbrüche kommen auch bei jüngeren Frauen während der Stillzeit vor, wenn der Hormonspiegel auf und ab geht. Bei manchen Spätgebärenden setzt die Periode nach der Stillzeit überhaupt nicht wieder ein, bei anderen bleibt sie nach einigen unregelmäßigen Blutungen bald aus.

Die Gründe für diese scheinbar abrupten Veränderungen sind die enormen hormonellen Veränderungen, die mit einer Schwangerschaft einhergehen. Über Monate steigt der Hormonspiegel stetig an, um dann nach der Geburt massiv abzufallen. Um diese Zeit wird auch besonders viel Fett eingelagert und das Abnehmen ist enorm schwierig, denn der Körper hält seine Reserven für die Stillzeit gut fest.

## Stillzeit – Ruhezeit

Eine stillende Mutter braucht pro Tag etwa 650 Kalorien zusätzlich für die Milchproduktion. Während der Stillzeit ist der Spiegel des Hormons Prolactin erhöht. Es unterbindet den Eisprung und verhindert so eine Schwangerschaft zu früh nach der vorherigen. Das bedeutet, dass die Eierstöcke während der Schwangerschaft und Stillzeit eine Ruhephase einlegen. Bei Spätgebärenden kann es passieren, dass die Eierstöcke manchmal nicht wieder ihre Aktivität aufnehmen, sodass sich an die Schwangerschaft unmittelbar die Menopause anschließt.

## Ältere Mütter

Schwangerschaft und Geburt sind von Natur aus Stress-Situationen. Ältere Mütter sind diesen Belastungen weniger gut gewachsen. Der Körper erholt sich nicht so schnell von der Schwangerschaft wie der einer jungen Frau und ermüdet bei physischer Beanspruchung schneller. Da greift man leichter einmal zu Schokoriegeln oder Fastfood, weil die Zeit einfach nicht reicht, neben den Kindern auch für sich selbst gut zu sorgen. Das ist alles ganz natürlich und verständlich, doch Ihrem Körper geben Sie dabei nur ein einziges Signal: »Dies ist eine massive Stressphase! Lege Reserven an, um vorzusorgen!«

## Zweites Kind geplant?

Wer ein Kind zur Welt gebracht hat und über ein zweites nachdenkt, sollte unbedingt vor einer neuen Schwangerschaft die Polster um die Taille abspecken. Dafür gibt es zwei Gründe:
Erstens ist Übergewicht in der Schwangerschaft immer problematisch, weil es die Gefahr von Bluthochdruck, Krampfadern und anderen Problemen erhöht.
Zweitens kann ein erhöhter Insulinspiegel zu Beginn der Schwangerschaft weitere Beschwerden nach sich ziehen, etwa weitere Gewichtszunahme, Wassereinlagerungen, Übergewicht nach der Schwangerschaft sowie ein erhöhtes Risiko von Schwangerschaftsdiabetes oder späterem Diabetes Typ 2.

# Die Menopause

Mit zunehmendem Alter nehmen fast alle Menschen zu. Wir sind körperlich weniger aktiv, aber wir verlieren auch Muskelsubstanz, sodass die Fettverbrennung verlangsamt wird. Diese Erscheinungen betreffen Männer und Frauen gleichermaßen. Bei Frauen kommen aber zusätzlich die hormonellen Veränderungen in den Wechseljahren hinzu.

Schon 10 oder 15 Jahre vor der Menopause kann der Körper beginnen, sich auf die Veränderung einzustellen. Viele Frauen bemerken davon nichts, andere nehmen um die Taille zu oder haben unregelmäßige Menstruationsblutungen, weil die Funktion der Eierstöcke allmählich nachlässt. Das bedeutet aber nicht, dass wir uns zwangsläufig dem Klischeebild der Matrone mit dem dicken Bauch annähern müssen.

## Pro und contra Östrogen

Während der Menopause produzieren die Eierstöcke immer weniger Östrogen. Weil Östrogen aber vor Osteoporose schützt, versucht der Körper für Ausgleich zu sorgen. Es ist bekannt, dass füllige Frauen mehr Östrogen produzieren und dadurch ein geringeres Osteoporoserisiko tragen. Andererseits steigt durch den hohen Östrogenspiegel das Brustkrebsrisiko.

Es ist also auch hier eine Frage der Ausgewogenheit. Im Idealfall ist ausreichend Östrogen für den Schutz der Knochen vorhanden, aber nicht so viel, dass das Brustkrebsrisiko steigt.

## Stressphase oder positive Zeit?

Für viele Frauen ist auch die Menopause eine Stressphase. In der westlichen Kultur wird sie als Phase des Verlustes betrachtet. Das Ausbleiben der Periode bedeutet, dass keine Schwangerschaft mehr möglich ist, was vor allem kinderlose Frauen als belastend empfinden. Manche Frauen leiden, wenn die Kinder aus dem Haus gehen, und müssen neue Lebensinhalte finden. Für andere schließt sich an die Phase der Kinderversorgung die Pflege der eigenen, alten und kranken Eltern an – all diese Ereignisse können Stress produzieren oder verstärken.

## Die Wechseljahre in anderen Kulturen

In anderen Kulturen wird die Menopause als positive Zeit betrachtet und Frauen, die sie durchlaufen haben, gelten als weise. In diesen Kulturen leben häufig Großfamilien mit mehreren Generationen zusammen, sodass die Frauen die Versorgung von Kindern oder Alten nicht allein leisten müssen. Leider erhöht das Stresshormon Cortisol die Aktivität eines Enzyms namens Aromatase, das den Körper veranlasst, männliche Hormone in Östrogen umzuwandeln. Dadurch wird wiederum die Zunahme um die Körpermitte[8] und das Brustkrebsrisiko erhöht.

So können also in der Menopause **hormonelle Veränderungen**, ein langsamerer Stoffwechsel und Cortisolausschüttung durch Stress dazu führen, dass Sie leichter **Polster um die Taille** bekommen.

Wer vor der Menopause steht, sollte darum die Empfehlungen in diesem Buch besonders sorgfältig beherzigen, um gesundheitsschädliche Veränderungen der Figur zu vermeiden.

# Männersache!

Männer nehmen meist am Bauch zu. Und auch bei ihnen führt das übermäßige Fett am Bauch zu Gesundheitsproblemen.

## HOHES INFARKTRISIKO

Das Fett in der Körpermitte erhöht bei Männern wie bei Frauen das Risiko eines Herzinfarkts. Denn gerade die Fettdepots am Bauch können schnell aufgelöst und in Form von Fettsäuren in die Blutbahn abgegeben werden. Dadurch steigen der Cholesterinspiegel, der Blutfettspiegel und der Blutzuckerspiegel an. Der Körper schüttet Insulin aus, um den Blutzuckerspiegel zu regulieren, doch mit der Zeit wird das Insulin unwirksam. Auf diese Weise werden die Arterien geschädigt. Es bilden sich Ablagerungen, die mit der Zeit zu Verschlüssen und zum Herzinfarkt führen können. Die verengten Arterien bewirken eine Erhöhung des Blutdrucks. Das Herz muss immer härter arbeiten. Wenn die Ablagerungen in den Arterien größer werden, können sich »Brocken« ablösen und zu Herzinfarkt oder Schlaganfall führen.

## WENIGER TESTOSTERON

Wenn Männer älter werden, lässt die Testosteronproduktion langsam nach. Mit dem Absinken des Testosteronspiegels schrumpft auch die Muskelmasse. Die natürliche, altersbedingte Verlangsamung des Stoffwechsels sowie ein erhöhter Cortisolspiegel durch Stress können den Testosteronspiegel weiter absinken lassen. So wird das Risiko der Fettzunahme in der Körpermitte größer. Und weil der Hormonspiegel mit der reduzierten Muskelmasse korrespondiert, wird das Abnehmen immer schwieriger. Das Fett wird bei Männern – genau wie bei Frauen – zur Östrogenproduktion gebraucht. Das erklärt, warum Männer mit reichlich Bauch gelegentlich »Brüste« bekommen. Die Fettzellen enthalten das Enzym Aromatase, das Testosteron in Östrogen umwandelt und so das Abfallen des Testosteronspiegels bei Männern noch beschleunigt, die Muskelmasse weiter reduziert und das Abnehmen erschwert.

## WAS MÄNNER TUN KÖNNEN

Männer, die Bauchfett vermeiden wollen, sollten Stress reduzieren, auf reichlich Bewegung achten und ausreichend schlafen (männliche Hormone werden im Schlaf ausgeschüttet). Und auch auf Alkohol verzichten. Er liefert nicht nur Kohlenhydrate in flüssiger Form, sondern kann auch die Hoden schädigen.

## WAS SIE TUN SOLLTEN

Wenn der Mann in Ihrem Leben einen bedenklichen Bauchumfang hat, greifen Sie zum Maßband. Liegt sein »Waist-to-hip«-Wert (siehe Seite 28) über 0,95, besteht Handlungsbedarf!

# Warum zu viel Fett gefährlich ist

[ nicht nur ein Schönheitsfehler ]

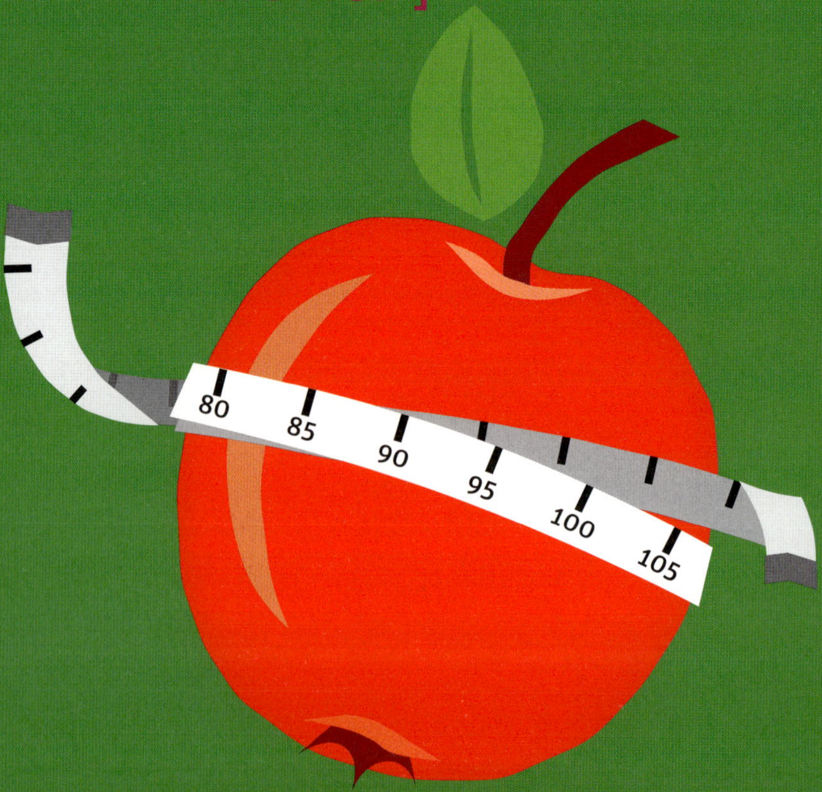

# Risiken für die Gesundheit

Wenn Ihr Körper vorwiegend **Fettdepots um Bauch und Taille** anlegt, besteht eine hohe Wahrscheinlichkeit, dass Sie – zumindest in gewissem Grad – an Insulinresistenz leiden. Das heißt, dass der permanent hohe Cortisolspiegel in Ihrem Blut Ihren Körper aus dem Gleichgewicht gebracht hat.

## Gefährliche Insulinresistenz

Ihre Zellen wurden über so lange Zeit mit Insulin bombardiert, dass sie nicht mehr wissen, was sie tun sollen. Vor allem befolgen sie nicht mehr die Signale des Insulins, nämlich Blutzucker (Glukose) in die Zellen zu befördern. Dadurch bleibt der Blutzuckerspiegel hoch. Und der hohe Insulinspiegel signalisiert Ihrem Körper, weitere Fettreserven anzulegen.

### Das Kernproblem beseitigen

Stellen Sie sich ein Rad vor, dessen Nabe das Insulin bildet, während die Speichen für die Folgeprobleme stehen. Es ist wissenschaftlich erwiesen, dass Insulinresistenz weit reichende Auswirkungen hat (siehe auch Zeichnung Seite 38). So wird sie auch mit Krankheiten wie Krebs und Alzheimer in Verbindung gebracht. Da die Insulinresistenz das Kernproblem darstellt, lässt sich das Risiko vieler Folgeerkrankungen reduzieren, indem man im Zentrum des Rades ansetzt und statt der Symptome die Ursache bekämpft. Aber wie stehen nun alle diese Krankheiten mit der Insulinresistenz in Zusammenhang?

## Risiko: Herzkrankheiten und Schlaganfall

Wenn wir essen, signalisiert das Insulin der Leber normalerweise, keine Fette in die Blutbahn abzugeben. Das ist gut so, denn der Körper muss die Fette aus der Nahrung verwerten und kann die Fette aus der Leber nicht gebrauchen.

Ist aber der Cortisolspiegel über lange Zeit erhöht, ist die Leber langfristig dem Insulin ausgesetzt, reagiert schließlich nicht mehr auf dessen Signale und gibt Fette (in Form von Triglyzeriden) ins Blut ab. Diese Fette sind von einer Hülle aus VLDLs (very low density lipoproteins) umgeben, die normalerweise von Enzymen im Blut unschädlich gemacht werden. Nimmt man aber gerade Nahrung zu sich, sind diese Enzyme mit den Nahrungsfetten beschäftigt. Das heißt, die VLDLs werden nicht abgebaut, lagern sich an den Wänden der Arterien ab und verursachen langfristig Arteriosklerose.

Außerdem wird weniger HDL (high density lipoproteins) gebildet. Als HDL bezeichnet man das »gute« Cholesterin, das normalerweise das »schlechte« Cholesterin neutralisiert. Durch den Anstieg des Cholesterinspiegels steigt auch das Risiko für Herzerkrankungen an.

## Wie die Blutgerinnung beeinflusst wird

Bei Verletzungen sorgt das Fibrinogen dafür, dass das Blut gerinnt. Ohne diesen Gerinnungsstoff würde man bereits an einem kleinen Schnitt verbluten. In einer lebensbedrohlichen Situation ist es wichtig, dass dieser Stoff reichlich vorhanden ist – also stellt sich der Körper bei Gefahr auf das Verletzungsrisiko ein. Wird der Kampf- und-Flucht-Mechanismus aber durch einen Verkehrsstau oder Termindruck ausgelöst, verdickt der Gerinnungsstoff das Blut ganz unnötig. Dadurch erhöht sich in Arterien, die durch Fettablagerungen ohnehin verdickt sind, die Gefahr spontaner Verstopfung, die im schlimmsten Fall zu einem Herzanfall oder – wenn die Verstopfungsstelle im Gehirn liegt – zu einem Schlaganfall führen kann.

Natürlich sorgt der Körper auch für diesen Fall vor, indem er Stoffe produziert, die Blutpfropfen auflösen. Allerdings wird dieser Vorgang durch einen Stoff namens PAI-1 (Plasminogen Aktivator Inhibitor 1) behindert, der infolge des hohen Cortisolspiegels in Stress-Situationen verstärkt produziert wird. Also fördert das Fibrinogen die Blutgerinnung und PAI-1 verhindert die Auflösung des geronnenen Blutes. Eine gute Sache im Falle eines realen Angriffs – aber sehr gefährlich, wenn der »Kampf« dagegen hinter dem Steuerrad oder am Schreibtisch stattfindet.

Stress kann tatsächlich zum Herzinfarkt führen. Denn Stress führt zu einer Erhö-

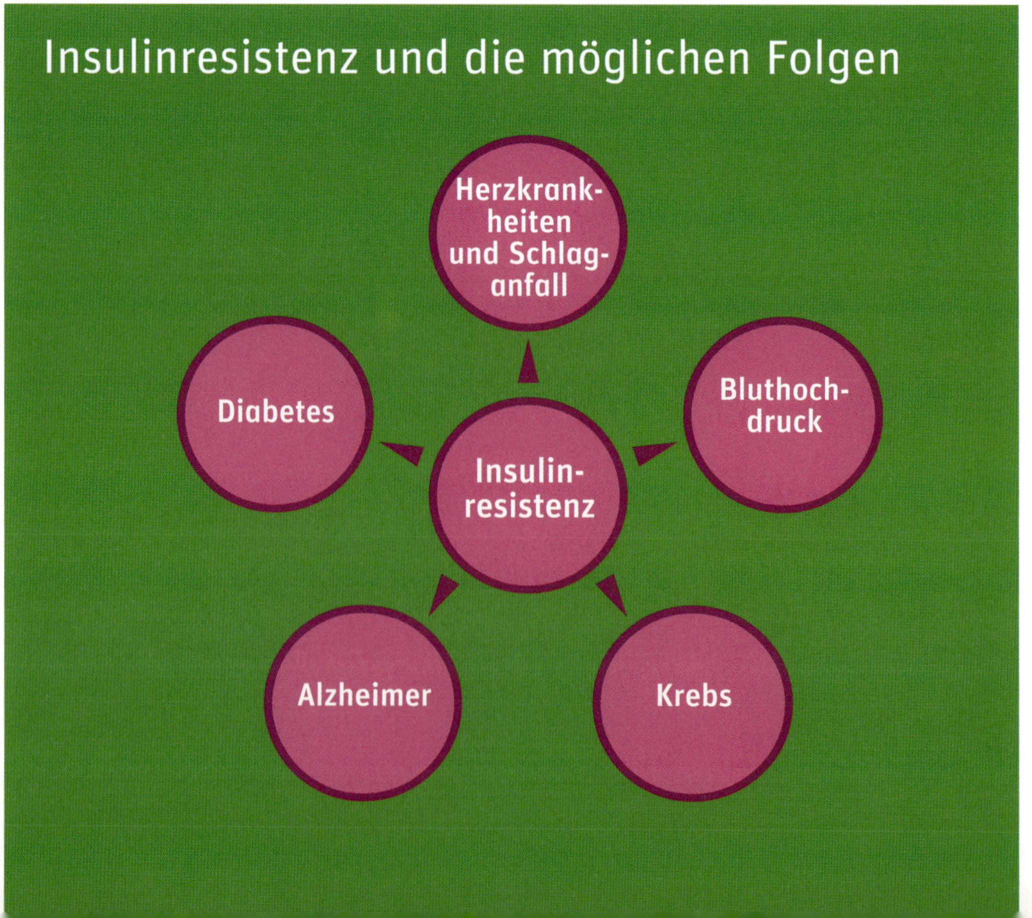

hung des Cortisolspiegels. Ein erhöhter Cortisolspiegel führt zu Insulinresistenz. Insulinresistenz führt wiederum zu Herzkrankheiten und diese können, wenn man nichts unternimmt, zum Herzinfarkt führen. Die Stresshormone lösen außerdem entzündungsfördernde Prozesse aus (siehe Seite 48) und erhöhen so das Risiko für Herzerkrankungen. Eine Studie (Health for Life at the Harvard Medical School in 2005) führte sogar zu der Folgerung, dass Stress als Risikofaktor für Herzerkrankungen mit Rauchen und hohem Cholesterinspiegel auf eine Stufe zu setzen sei.
Kurz gesagt, Fettdepots um die Körpermitte sind die Folge eines hohen Cortisolspiegels. Dieser kann im Lauf der Zeit zu Insulinresistenz, Fettablagerungen in den Arterien und einem erhöhten Infarkt- und Schlaganfallrisiko führen.

## Risiko: Diabetes

Wenn die Fettzellen nicht mehr auf Insulin reagieren, schüttet der Körper immer mehr Insulin aus, um so eine Reaktion zu provozieren. Unter Stress bewirkt dieser Insulinansturm nichts, weil die Zellen das Signal erhalten haben, nicht zu reagieren. Folglich bleibt der Blutzuckerspiegel hoch. Auch der Insulinspiegel ist hoch, doch er kann den Blutzuckerspiegel nicht regulieren. Mit der Zeit kann dieser Zustand zu Diabetes Typ 2 führen.

### Typ 1 und Typ 2

Die Ursache für Diabetes Typ 1 ist eine Funktionsstörung der Bauchspeicheldrüse. Die Zellen, die für die Insulinproduktion zuständig sind, erfüllen ihre Funktion nicht. Dadurch sinkt der Insulinspiegel ab, weil kein Insulin produziert wird, und der Blutzuckerspiegel steigt gefährlich an. Bei Diabetes Typ 2 hingegen produziert die Bauchspeicheldrüse ausreichend Insulin. Sie produziert sogar genau genommen zu viel, denn die Zellen würden auf die normale Menge gar nicht ansprechen.
Der Hauptunterschied zwischen Diabetes Typ 1 und 2 besteht darin, dass bei Typ 1 die für die Insulinproduktion zuständigen Zellen beschädigt sind. Das ist ein anatomisches Problem. Bei Typ 2 hingegen liegt ein Funktionsproblem vor, das sich mit der Zeit als Folge einer Körperreaktion auf Dauerstress entwickelt und vermeidbar ist.
Aus einem Bericht der Weltgesundheitsorganisation WHO aus dem Oktober 2005 geht hervor, dass die zunehmende Zahl der Menschen mit Diabetes Typ 2 nach über 200 Jahren erstmals wieder zu einer sinkenden Lebenserwartung führen könnte. Professor Sir George Alberti, ehemaliger Präsident des Internationalen Diabetikerbundes, sagt dazu: »Dies ist eine der größten gesundheitlichen Katastrophen, die die Welt je erlebt hat.« Und erschreckenderweise wird eine Krankheit, die man früher als Altersdiabetes bezeichnete, heute schon bei Kindern im Alter von 11 oder 12 Jahren diagnostiziert.
In Deutschland ist Diabetes eine der häufigsten Krankheiten, Tendenz steigend. Etwa 8 Prozent der deutschen Bevölkerung sind bereits von Diabetes betroffen. Man nimmt an, dass etwa zwei Millionen Deutsche an Diabetes leiden, ohne es zu wissen.
Dabei ließen sich mehr als die Hälfte der Krankheitsfälle vermeiden, wenn man die Fettdepots um die Körpermitte gezielt abbauen (oder ihre Entstehung gleich vermeiden) würde.

## Risiko: Bluthochdruck

Auch der Zusammenhang zwischen Bluthochdruck und Insulinresistenz ist wissenschaftlich nachgewiesen.[1] Von Bluthochdruck oder Hypertension spricht man, wenn das Blut zu starken Druck auf die Gefäßwände ausübt. Die Krankheit wird als »heimlicher Killer« betrachtet, weil sie oft ohne spürbare Symptome bleibt.

In Stress-Situationen wird der Körper durch den erhöhten Cortisolspiegel für Kampf oder Flucht bereitgemacht. Bei Alarmbereitschaft steigt der Blutdruck und der Körper hält Natrium zurück (das somit nicht mit dem Urin ausgeschieden wird). Der Natriumspiegel im Blut steigt, und es ist bekannt, dass auch der erhöhte Salzgehalt (Natriumchlorid) mit Bluthochdruck im Zusammenhang steht.

Die Elektrolyte Natrium und Kalium arbeiten normalerweise zusammen, um den Flüssigkeitshaushalt des Körpers zu regulieren. Natrium bindet Wasser im Körper, während Kalium ein natürliches Diuretikum ist. Steigt der Natriumspiegel, sinkt normalerweise der Kaliumspiegel. Kalium – in gesunder Konzentration – ist aber wichtig zur Senkung des Blutdrucks und zur Regulierung des Herzrhythmus.

Ist der Cortisolspiegel also dauerhaft hoch, steigt auch der Blutdruck und wegen der erhöhten Natriumkonzentration die Neigung zu Wassereinlagerungen. Das Cortisol intensiviert außerdem die Kontraktionen des Herzen, sodass das Herz härter arbeitet – wie es bei einem realen Angriff notwendig wäre.

Das Cortisol verändert die Durchblutung des Körpers. Es zieht Blut aus Bereichen wie dem Verdauungstrakt (der in Gefahrensituationen weniger wichtig ist) ab und leitet es in Bereiche, die wahrscheinlich gebraucht werden, etwa Arme und Beine. Dadurch steigt der Blutdruck.

### Wenn sich die Gefäße verengen

Als ob das nicht genug wäre, steigt mit dem Cortisolspiegel auch die Konzentration des Stoffes Angiotensin II, das die Blutgefäße stark verengt.

Bei Personen mit Insulinresistenz bewirkt das überschüssige Insulin also zusätzlich eine Verengung der Blutgefäße. Dadurch wird wiederum der Blutfluss erschwert und der Blutdruck erhöht.

Wer einen **hohen Blutdruck** hat, muss nicht unbedingt an einer Insulinresistenz leiden. Wer aber an einer **Insulinresistenz** leidet, wird mit großer Wahrscheinlichkeit auch Bluthochdruck haben oder mittelfristig bekommen.

Wer den Empfehlungen dieses Buches folgt, wird nicht nur seine Fettpolster abbauen, sondern auch langfristig dafür sorgen, dass Cortisolspiegel und Blutdruck normal bleiben.

## Risiko: Altersdemenz

In ähnlicher Weise, wie ein hoher Cortisolspiegel und der daraus resultierende hohe Insulinspiegel das Risiko von Herzerkrankungen erhöhen, können auch die Blutgefäße im Gehirn geschädigt werden. Ablagerungen und ein ständiger Wechsel zwischen Verengung und Weitung erhöhen das Risiko für die alzheimersche Krankheit und Altersdemenz.

Forscher haben festgestellt, dass Frauen stärker bei Altersdemenz und alzheimerscher Krankheit gefährdet sind als Männer und dass darüber hinaus das Risiko direkt mit Übergewicht in Zusammenhang steht.[2] Bei Personen, die in mittlerem Alter stark übergewichtig sind, liegt das Demenzrisiko bei 74 Prozent, bei Menschen mit leichtem Übergewicht dagegen bei 35 Prozent.

## Risiko: Krebs

Mehrere Studien haben einen Zusammenhang zwischen einem hohen Insulinspiegel und verschiedenen Krebsarten (Darm, Leber, Bauchspeicheldrüse, Brust, Eierstöcke und Gebärmutter) nachgewiesen.[3] Eine Studie beschäftigte sich vor allem mit der Verbindung von Insulinresistenz und Darmkrebs.[4] Andere haben bestätigt, dass sich auch die Gefahr von Brustkrebs,[5] Gebärmutterkrebs[6] und Krebs der Eierstöcke[7] erhöhen kann.

Wir wissen bereits, dass bei Frauen mit hohem Stresslevel das Risiko für Brustkrebs höher liegt als bei Frauen mit weniger Stress. Eine schwedische Studie an 1500 Frauen über 45 Jahren zeigte, dass durch die schädlichen Auswirkungen von Stress das Brustkrebsrisiko ähnlich hoch liegt wie bei Frauen, die eine Hormonsubstitutionstherapie (HRT) machen – bei etwa 30 Prozent.

Auch andere Faktoren wie Zigaretten- und Alkoholkonsum sowie das Alter jeweils zur Zeit der ersten Schwangerschaft und zu Beginn der Menopause wurden berücksichtigt.[8]

Es wird vermutet, dass ein erhöhter Körperfettanteil für das Brustkrebsrisiko bei Frauen eine größere Rolle spielt als der reine BMI-Wert (siehe Seite 26). Wir wissen weiterhin, dass auch die Position des Körperfetts für das Brustkrebsrisiko entscheidend ist.

Ärzte der Harvard School of Public Medicine in den USA haben zehn Jahre lang 47000 Krankenschwestern beobachtet und festgestellt, dass bei Frauen mit fülligem Bauch das Brustkrebsrisiko um 34 Prozent höher lag als bei Frauen mit »Birnenfigur«. Die Studie wurde danach auf diejenigen Frauen eingegrenzt, die niemals Hormonsubstitute genommen hatten, und in dieser Teilgruppe lag das Brustkrebsrisiko der Frauen mit Apfelfigur um 88 Prozent über dem der Frauen mit Birnenfigur.[9]

### Brustkrebs und Gewichtszunahme

Wissenschaftler beobachteten über 12000 Frauen nach der Menopause über einen Zeitraum von acht Jahren und stellten fest, dass diejenigen, die seit der Menopause mehr als 21 kg zugenommen hatten, ein um 75 Prozent höheres Brustkrebsrisiko hatten als diejenigen Frauen mit geringerer Gewichtszunahme.

Selbst unter Berücksichtigung aller anderen Risikofaktoren wie Rauchen, Alkoholkonsum und HRT wurde das Körperfett noch als größter Risikofaktor klassifiziert.[10]

## Krebs, Cortisol und Insulin

Was genau hat Krebs nun mit Cortisol und Insulin zu tun? Zunächst einmal schwächt Stress das Immunsystem (siehe Seite 46), sodass der Körper Angriffe durch Krebszellen schlechter abwehren kann. Der hohe Cortisolspiegel senkt die Zahl der natürlichen »Killerzellen«, die normalerweise das Immunsystem bei der Erkennung von Krebszellen und Viren unterstützen. Das Cortisol fördert die Bildung neuer Blutgefäße auch in Tumoren und kann dadurch ihr Wachstum anregen. Krebszellen arbeiten anders als gesunde Zellen. In der so genannten anaeroben Glykolyse verwerten sie Glukose als Hauptbrennstoff. Ist also als Folge einer Insulinresistenz der Blutzuckerspiegel hoch, ist ausreichend Glukose im Blut vorhanden, die diese Zellen »fressen« können. Dies wurde in einer Studie an 49000 Frauen nach der Menopause untersucht. Die Wissenschaftler fanden heraus, dass Frauen mit einem hohen Verbrauch von Kohlenhydraten und Zucker ein deutlich erhöhtes Brustkrebsrisiko trugen. Frauen nach der Menopause, die Lebensmittel mit hohem GI (glykämischer Index, siehe Seite 61) zu sich nahmen, hatten ein um 87 Prozent höheres Brustkrebsrisiko als Frauen, die sich von Lebensmitteln mit niedrigem GI ernährten. Sehr hoch war das Risiko bei Frauen unter Hormonsubstitutionstherapie, die körperlich kaum aktiv waren.[11]
Insulin ist ein anabolisches Steroid. Es besitzt die Fähigkeit, Zellen zur Mutation anzuregen. Gleichzeitig unterbindet es einen Prozess, den man Apoptose nennt und den man als programmierten Zelltod bezeichnen kann. Damit ist gemeint, dass gesunde Zellen absterben, wenn sie ihre Funktion erfüllt haben. Bleibt die Apoptose aus, kann es zur unkontrollierten Zellteilung kommen (genau wie beim Krebs und beim Wachstum von Krebstumoren).

## Östrogen – welche Hormone dazugehören

Östrogen ist streng genommen nicht ein Hormon, sondern eine Hormongruppe, zu der Östradiol, Östron und Östriol zählen.

- Östradiol wird von den Eierstöcken produziert. Es ist vor allem während der Adoleszenz aktiv und fördert die Bildung von peripheren Fettdepots an Hüften und Oberschenkeln – also dem gesünderen Fett.
- Östron wird von den Fettzellen durch Umwandlung von männlichen Hormonen (Androgenen) produziert. Dieser Östrogentyp fördert die Bildung von Fettdepots um die Körpermitte.
- Östriol ist eine schwächere Form des Östrogens. Die Leber wandelt Östradiol und Östron in Östriol um, das ausgeschieden wird.

Die zweite Verbindung zwischen Stress und Krebs bilden die Auswirkungen des erhöhten Spiegels von Cortisol und Sexualhormonen. Die Nebennierendrüsen produzieren sowohl männliche als auch weibliche Sexualhormone. Bei Männern übernehmen sie einen Teil der Testosteronproduktion und sind das einzige Organ, das Östrogen produziert. Bei Frauen produzieren die Nebennierendrüsen Östrogen, Progesteron und Testosteron.

### Zu viel männliche Hormone?

Bei Frauen hat eine konzentrierte Gewichtszunahme um die Taille auch mit einem Übergewicht männlicher Hormone zu tun. Selbst Frauen mit einer nur leicht erhöhten Testosteronproduktion neigen stärker zur Entwicklung einer Apfelfigur. Östradiol (siehe Kasten links) ist normalerweise vor der Menopause dominanter und kann Gewichtszunahme um Hüften und Oberschenkel verursachen und so die femininere Birnenfigur bewirken. Übergewicht ist generell nicht gesund, doch Fettpolster an diesen Stellen sind unschädlicher als am Bauch. Unserem alten Freund Cortisol ist es zu verdanken, dass die Stresshormone das Östradiol auch vor der Menopause reduzieren können. Die Stresshormone können sich auf den Eisprung auswirken, wodurch sich wiederum die Östradiolproduktion der Eierstöcke reduziert. Darum nehmen viele Frauen schon vor der Menopause um Bauch und Taille zu. Ein niedriger Östradiolspiegel erhöht die Insulinresistenz, die wiederum zu mehr Körperfett führt, und dieses wiederum fördert die Umwandlung von männlichen Hormonen in Östron. Und ist mehr Östron vorhanden, wird mehr Fett am Bauch abgelagert. Das ist ein Teufelskreis.

## Noch mehr Sorgen

Man sollte sich des Risikos tödlicher Krankheiten bewusst sein, das durch die schädlichen Auswirkungen von Insulin und Cortisol gesteigert wird. Hinzu kommen aber noch weitere Beeinträchtigungen des Wohlbefindens, die infolge der Fettverteilung auftreten können.

### Zu langer Zyklus

Beträgt die Länge Ihres Zyklus 40 Tage oder mehr, könnten Sie an Insulinresistenz leiden. Ein hoher Insulinspiegel kann den Hormonhaushalt und damit den Zyklus aus dem Gleichgewicht bringen.[12]

### Ausbleiben der Periode

Stress kann bei manchen Frauen auch dazu führen, dass Eisprung und Periode ausbleiben (Amenorrhoe).[13] Offenbar ist das ein Versuch der Natur, die Frau in einer Belastungssituation vor Schwangerschaft zu schützen. In Phasen von psychischem Stress (z. B. nach einem schweren Verlust) oder physischer Belastung (auch bei einer Crashdiät) setzt der Körper das Fortpflanzungssystem »außer Betrieb«, um dort Energie zu sparen und diese dem Organismus für andere Zwecke verfügbar zu machen.

Es wird vermutet, dass Stress den Botenstoff GnRH (gonadotrophin-releasing hormone = Hormon zur Freisetzung von Gonadotropin) unterbindet. Dessen Aufgabe ist es, die Hypophyse (Hirnanhangsdrüse) zur Ausschüttung zweier Hormone anzuregen: FSH (Follikelstimulierendes Hormon) und LH (Luteinisierendes Hormon). Beide Hormone sind nötig, um die Eierstöcke zur Eiproduktion und zum Eisprung anzuregen.

Stress kann auch den Prolaktinspiegel erhöhen. Dieses Hormon wird von der Hypophyse in hohem Maße während der Stillzeit ausgeschüttet. Es verhindert den Eisprung und schützt so auf natürliche Weise vor einer Schwangerschaft allzu bald nach einer Geburt.

## Prämenstruelle Beschwerden

Reizbarkeit, Aggressionen, Herzrasen, Vergesslichkeit, Angstzustände, Verwirrung, Konzentrationsstörungen, Weinanfälle, Kopfschmerzen, Migräne und Heißhungerattacken – all das sind typische Anzeichen des prämenstruellen Syndroms (kurz PMS genannt).

Alle haben aber auch mit Schwankungen des Blutzuckerspiegels zu tun. Wenn der Blutzuckerspiegel stabil ist, bleiben diese Beschwerden normalerweise aus. Warum? Während der zweiten Zyklushälfte steigt die Ausschüttung des Hormons Progesteron normalerweise an. Progesteronrezeptoren befinden sich überall im Körper. Ein Rezeptor lässt sich mit einem Schloss vergleichen, in das ein Schlüssel – in diesem Fall das Hormon – genau passen muss. Für jedes Schloss gibt es einen anderen Schlüssel, das heißt, zu jedem Rezeptor passt nur ein bestimmtes Hormon. Also halten die Progesteronrezeptoren das Progesteron fest, damit der Körper es nutzen kann. Ähnlich reagieren auch Insulinrezeptoren auf Insulin.

Wenn der Blutzuckerspiegel abfällt, setzt der Körper Adrenalin und Cortisol ein, um Zuckervorräte freizusetzen. Forscher haben aber entdeckt, dass Adrenalin die Progesteronrezeptoren blockiert.[14] Das bedeutet, dass der Körper das Progesteron nicht nutzen kann, selbst wenn es in ausreichendem Maße vorhanden ist.

Diese Theorie gibt eine Antwort auf die Frage, die Wissenschaftler seit Jahrzehnten beschäftigt: Warum haben Frauen mit PMS den gleichen Sexualhormonspiegel wie Frauen ohne Beschwerden? Früher nahm man an, dass ein zu niedriger Progesteronspiegel für die PMS-Beschwerden verantwortlich ist.

Tatsächlich kann der Körper das vorhandene **Progesteron** einfach nicht nutzen, weil der **Blutzuckerspiegel** zu hoch ist und weil zu viele Stresshormone ausgeschüttet werden.

Wenn Sie die Empfehlungen in diesem Buch befolgen, werden Sie mit Ihrem Schwimmring um den Bauch auch die PMS-Beschwerden vergessen können.

## Das PCO-Syndrom

Bei Frauen mit Polyzystischen Ovarien, auch PCO-Syndrom genannt, sind die Eierstöcke größer als normal. Die vergrößerten Ovarien neigen dazu, zahlreiche Eibläschen zu bilden, die sich zu Klumpen zusammenballen und nicht ausreifen.

Blutuntersuchungen haben ergeben, dass Frauen mit dem PCO-Syndrom einen erhöhten Testosteronspiegel haben. Ursache ist vermutlich ein Mangel eines Proteins namens SHGB (sex hormone binding globulin = geschlechtshormonbindendes Globulin). Es wird von der Leber produziert, bindet Sexualhormone wie Testosteron und Östrogen und reguliert, wie hoch die Konzentration dieser Hormone im Blut ist. Es ist bekannt, dass übergewichtige Frauen einen niedrigeren SHGB-Spiegel haben, sodass der Testosteronspiegel ansteigt und die sichtbaren Symptome verursacht.[15]

Was hat das PCO-Syndrom mit Insulin zu tun? Wir wissen, dass Frauen mit dem PCO-Syndrom zumeist insulinresistent sind. Das überschüssige Insulin wirkt auf die Eierstöcke und veranlasst sie, mehr Testosteron zu produzieren. Und dieses Testosteron verursacht die »maskulinen« Symptome wie Akne, Behaarung und Gewichtszunahme am Bauch. Gleichzeitig signalisiert das Insulin der Leber, weniger SHGB zu produzieren, wodurch sich die Symptome noch verschlimmern. Mit einem hohen Insulinspiegel geht ein hoher Cortisolspiegel einher.

Wird unter Stress Cortisol ausgeschüttet, bewirkt dies wiederum einen Anstieg des Insulinspiegels – und wieder werden die Eierstöcke zur erhöhten Produktion von Testosteron angeregt.

Wenn die Ursachen des PCO-Syndroms (meiner Meinung nach der zu hohe Insulin- und Cortisolspiegel) nicht erfolgreich behandelt werden, kann sich das Problem mit der Zeit zu einem metabolischen Syndrom auswachsen – also einer Insulinresistenz, die wiederum verschiedene gravierende Gesundheitsstörungen nach sich ziehen kann (siehe Seite 38).

Frauen mit dem PCO-Syndrom sind beispielsweise wegen ihres unausgewogenen Blutzuckerspiegels siebenmal anfälliger für Diabetes.

Wenn Ihr Arzt bei Ihnen das PCO-Syndrom feststellt, wird er Ihnen wahrscheinlich die Pille verordnen. Es gibt inzwischen Präparate, die so genannte Anti-Androgene enthalten. Sie regulieren Akne und den »männlichen« Haarwuchs, indem sie Rezeptoren in Haut und Haar stimulieren und so den Testosteronspiegel regulieren. Die Wirkung dauert aber nur so lange an, wie man diese Pille einnimmt. Jede Pille erzeugt einen regelmäßigen (allerdings nicht natürlichen) Zyklus mit einer monatlichen Blutung. Nach Absetzen des Präparates ist der Hormonhaushalt jedoch wieder sich selbst überlassen und die Symptome treten erneut auf. Sie stehen also wieder am Anfang.

Mit Hormonpräparaten lassen sich zwar die Symptome des PCO-Syndroms bekämpfen, doch nicht die Ursachen. Zudem wird vermutet, dass die langfristige Einnahme der Pille die Insulinresistenz fördert und so eher zu einer Verschlimmerung des PCO-Syndroms beiträgt.

## Die Symptome: So zeigt sich das PCO-Syndrom

Zu den äußerlich sichtbaren Symptomen zählen bei den betroffenen Frauen Übergewicht (vor allem um die Körpermitte), ausbleibende oder sporadische Regelblutungen, Neigung zu Akne und übermäßige Körperbehaarung (oft im Gesicht, an der Brust und an den Beininnenseiten) sowie eine Tendenz zu Stimmungsschwankungen. Auch Empfängnisprobleme oder wiederholte Fehlgeburten treten auf, darum wird das PCO-Syndrom oft im Zusammenhang mit unerfülltem Kinderwunsch diagnostiziert.

Selbst wenn bei langfristiger Einnahme der Pille die Symptome des PCO-Syndroms ausbleiben, muss man doch die anderen Nebenwirkungen bedenken, z. B. Übelkeit, Kopfschmerzen oder Spannungsgefühl in der Brust. Einige Ärzte verschreiben ein Medikament namens Metformin, das traditionell zur Behandlung von Diabetes Typ 2 und nicht insulinabhängigem Diabetes (NIDDM) verwendet wird. Aber auch hier besteht die Gefahr von Nebenwirkungen wie Übelkeit und Magenbeschwerden. Außerdem behandeln weder die Pille noch Metformin die Ursachen des PCO-Syndroms. Dagegen richtet sich der Ernährungsplan, der in diesem Buch vorgestellt wird, gegen die Ursachen des PCO-Syndroms und befreit Betroffene so dauerhaft von den Symptomen.

## Schwaches Immunsystem

Der Kampf-und-Flucht-Mechanismus, der in Stress-Situationen einsetzt, schließt auch eine erhöhte Aktivität des Immunsystems ein. So wappnet sich der Körper auf natürliche Weise gegen Bakterien und Viren. Dauert der Stress aber an und wird zur festen Größe im Alltag, kann die Funktion des Immunsystems geschwächt werden. Darum erkranken Menschen in stressigen Berufen so oft an Grippe oder Erkältung, wenn sie in Urlaub gehen.

## Anfällig für Infektionen

Langfristig wird das Immunsystem durch die permanent erhöhte Alarmbereitschaft überstrapaziert und kann sogar zusammenbrechen. So werden Sie immer anfälliger für Infektionen und besitzen immer weniger Abwehrkräfte. Im schlimmsten Fall kann sich das überforderte Immunsystem sogar gegen gesunde Zellen des Körpers richten, als wären sie eingedrungene Organismen. Solche Störungen äußern sich beispielsweise in Autoimmunerkrankungen wie rheumatoider Arthritis, Lupus erythematosus (entzündliche Erkrankung der Haut und Bindegewebe) oder Morbus Crohn (entzündliche Darmerkrankung).

Es ist bekannt, dass das Immunsystem von Frauen mit einem stressbelasteten Leben effektiv zehn Jahre älter ist, als es sein sollte. Studien haben ergeben, dass das Immunsystem von Frauen, die einem hohen Maß an Stress ausgesetzt sind, gegenüber weniger gestressten Frauen deutliche Alterserscheinungen aufweist. Durch diese vorzeitige Alterung sind gestresste Frauen anfälliger für Infektionen und andere Krankheiten.[16]

## Vorzeitige Alterung

Nicht nur das Immunsystem altert durch Stress zu schnell. Wir alle wissen, dass Menschen nach anhaltendem Stress erschöpft und vorzeitig gealtert wirken.

Das Cortisol steigert den oxidativen Stress und schädigt so die Neuronen (Zellen des Nervensystems, die elektrische Impulse übermitteln und Informationen von einem Körperteil zum anderen übermitteln). Gleichzeitig reduziert es die Antioxidanzien, die zum Schutz der Zellen beitragen. Sauerstoff ist überlebenswichtig, aber er birgt auch Risiken. Er kann instabil werden und die Oxidation anderer Moleküle bewirken, wobei freie Radikale entstehen. Freie Radikale sind chemisch instabile Atome, die in Zusammenhang mit verschiedenen Gesundheitsproblemen wie vorzeitiger Alterung, Krebs und Herzkrankheiten gebracht werden. Sie beschleunigen den Alterungsprozess, indem sie gesunde Zellen zerstören. Sie können auch die DNS im Zellkern angreifen und so Zellveränderungen (Mutationen) und Krebs auslösen.

## Die Zellalterung verringern

Durch Reduzierung der Stressreaktionen und der daraus resultierenden Senkung des Cortisolspiegels lassen sich die Oxidationsvorgänge im Körper und die vorzeitige Zellalterung verringern.
Auch der Insulin- und Glukosespiegel können sich auf den Alterungsprozess auswirken (siehe Kasten unten). Im Grunde ist Alterung eine Zunahme geschädigter Zellen. Je besser wir also unsere Zellen vor Schäden schützen, desto langsamer vollzieht sich der Alterungsprozess und desto gesünder werden wir.

Insulinresistenz mit hohem Glukose- und Insulinspiegel beschleunigt die Schädigung der Zellen. Diabetiker altern wegen der Zellschädigung oft schneller als gesunde Menschen, doch die Schäden lassen sich eindämmen, indem man den Blutzuckerspiegel streng unter Kontrolle hält. Das gilt ebenso für Menschen mit erhöhtem Cortisolspiegel, der zu Insulinresistenz führt.
Wer die Biochemie seines Körpers nicht ins Gleichgewicht bringt, riskiert Schäden durch die so genannte Glykation (siehe Kasten unten), die auch bei Nicht-Diabetikern auftreten können. Sie ist dafür verantwortlich, dass gestresste Menschen oft älter aussehen und meistens auch vorzeitig gealterte Organe haben.

## Glykation: Wenn Glukose und Insulin aus der Balance geraten

Die AGE-Theorie (Glycation theory of aging) wurde in den 1980er Jahren von Anthony Cerami entwickelt und seitdem durch verschiedene Studien bestätigt.[17]
Als Glykation bezeichnet man die unkontrollierte Reaktion von Zuckerstoffen mit Proteinen, die auftritt, wenn Glukose- und Insulinspiegel aus dem Gleichgewicht geraten. Man kann den Prozess mit der Bräunung von Lebensmitteln beim Braten vergleichen. Bei der Glykation entstehen geschädigte, »verkrustete« Strukturen in verschiedenen Körperteilen.
So wird auch verständlich, warum Diabetiker so anfällig für verschiedene Erkrankungen sind, die vordergründig betrachtet nicht in Zusammenhang mit Diabetes stehen – etwa Augenerkrankungen (grauer Star und Netzhauterkrankungen), Nervenschäden (Gefühlsverlust in einzelnen Körperteilen) und Herzkrankheiten. Solche Erkrankungen sind die Folge von Organ- und Gewebeschäden durch Glykation. Die Proteine in den Zellen werden geschädigt, die Zellfunktion wird gestört, Membranen und Blutgefäße verdicken sich und verlieren mit der Zeit ihre Elastizität.

## Müdigkeit und Erschöpfung

Wenn Sie essen, kann Ihr Körper aus der Nahrung Energie gewinnen und verbrennen – oder als Fett speichern.

Bei hohem Cortisolspiegel senden die Nebennierendrüsen Signale aus, die Nahrung in Depotfett umzuwandeln, um Reserven für kommende Kampf-und-Flucht-Situationen zu haben. Die Nahrung wird also »eingelagert«, statt unmittelbar als Brennstoff zur Verfügung zu stehen. Mit der Zeit stellt sich dadurch Erschöpfung ein. Diese Erschöpfung kann letztlich zu einer ernst zu nehmenden Krankheit führen: dem TATT-Syndrom (tired all the time = unaufhörlich müde).

Viele Menschen fühlen sich nicht nur körperlich erschöpft, sondern auch mental. Typisch ist ein »Durchhänger« am Nachmittag, meist zwischen 15 und 16 Uhr, und das Gefühl, ohne einen Schokoriegel und eine Tasse Tee oder Kaffee den restlichen Tag nicht zu überstehen. Dies ist ein deutliches Zeichen, dass der Blutzuckerspiegel zu stark abgesunken ist und der Körper nach schnellem Ausgleich verlangt. Widerstehen Sie aber dem verlockenden Schokoriegel und halten Sie sich lieber an die Empfehlungen in Kapitel 4.

## Stimmungsschwankungen

Es steht außer Zweifel, dass ein hoher Cortisolspiegel sich auch auf die Stimmung auswirken kann und dass Menschen mit Depressionen einen erhöhten Cortisolspiegel haben. Ein zu hoher Cortisolspiegel kann Angstgefühle, Anspannung, Reizbarkeit und unkontrollierte, oft unangemessen heftige Reaktionsmuster verursachen. Der Körper nimmt Stress als Gefahrensituation wahr und wappnet sich mit aggressiver Spannung. Weil aber das Leben im Alltag selten in ernster Gefahr ist, entlädt sich die Spannung allzu leicht aus nichtigem Anlass – etwa wegen einer zerquetschten Zahnpastatube. Wenn Sie den Empfehlungen in diesem Buch folgen, werden nicht nur die Fettpolster an Bauch und Taille schmelzen, sondern auch Ihre Stimmung wird sich stabilisieren.

## Entzündungen in unserem Körper

Bezeichnungen wie Cortison oder Hydrocortison sind Ihnen sicherlich bekannt. Aber wussten Sie auch, dass diese Steroide, die zur Behandlung von entzündlichen Autoimmunerkrankungen wie rheumatoider Arthritis, Colitis ulcerosa oder Morbus Crohn eingesetzt werden, letztlich Formen des Cortisols sind?

Es ist wissenschaftlich nachgewiesen, dass Fettdepots um die Körpermitte zu einem unterschwelligen entzündlichen Prozess im ganzen Körper führen können. Die Entzündung blockiert das Insulin, was eine Insulinresistenz begünstigen kann.

Diese Vermutung wurde durch Untersuchungen an Menschen mit Insulinresistenz bestätigt. Bei diesen Patienten konnte eine erhöhte Konzentration des so genannten C-reaktiven Protein nachgewiesen werden, das auch bei Entzündungen im Körper vermehrt vorhanden ist.[18]

Wissenschaftler des Joslin Diabetes Centre in den USA stellten fest, dass sie bei gesunden Tieren Diabetes auslösen konnten, indem sie diese mit einer geringfügigen Entzündung infizierten.[19] Wie ich schon früher erklärt habe, produzieren Fettzellen – wie Drüsen – Hormone und andere Körpersubstanzen. Unter diesen Stoffen befinden sich auch so genannte inflammatorische Zytokine, die das Immunsystem aktivieren. Um es wieder zu beruhigen, schütten die Nebennierendrüsen jedoch verstärkt Cortisol aus. Das überschüssige Cortisol verursacht die Bildung neuer Fettdepots, die Fettzellen produzieren wieder neue inflammatorische Zytokine – und immer so weiter.

Wer jemals Steroide einnehmen musste, wird wissen, dass zu den typischen Nebenwirkungen verstärkter Appetit und Gewichtszunahme zählen. Genau das sind auch die Nebenwirkungen des Cortisols, das bei Stress ausgeschüttet wird.

## Störungen des Verdauungssystems

Wenn Ihr Körper Stress wahrnimmt und infolgedessen Adrenalin und Cortisol ausschüttet, wird Energie vom Verdauungssystem abgezogen, um sie andernorts zur Überwindung der (vermeintlichen) Gefahrensituation einzusetzen. Dadurch stehen weniger Magensäure und Verdauungsenzyme zur Verfügung.

Stress wirkt sich auch negativ auf den Darm und das sensible Gleichgewicht der Darmflora von nützlichen Bakterien und Hefepilzen aus. Die Darmflora setzt sich aus etwa 500 verschiedenen Mikrolebewesen zusammen, darunter neunmal so viele Bakterien wie der Körper Zellen hat. Leider stört Stress die Aktivität der nützlichen Darmbakterien und verringert ihre Zahl. Dadurch können sich andere Bakterien und Hefen unkontrolliert vermehren.

Ein gutes Beispiel ist der Hefepilz Candida albicans, der im Darm lebt, aber bei gesunder Darmflora keine Beschwerden verursacht. Bei übermäßiger Vermehrung bewirkt er jedoch Symptome wie Heißhungerattacken (vor allem auf Zucker und Brot), Müdigkeit, einen aufgeblähten Bauch oder Blähungen, ein »benebeltes« Gefühl oder das Gefühl, schon von kleinen Mengen Alkohol beschwipst zu sein.

### Fastfood statt Mittagspause

Immer mehr Berufstätige verzichten auf eine ausgiebige Mittagspause. Viele lassen das Essen sogar ganz ausfallen. Vielleicht fürchten sie, einen schlechten Eindruck auf ihre Vorgesetzten zu machen, wenn sie sich zu viel Zeit zum Essen nehmen.

Wer aber übereilt isst und mittags schnell neben der Arbeit am Schreibtisch ein Brot kaut oder auf dem Weg zu einem Meeting ein Sandwich »einwirft«, verdaut seine Nahrung nicht gründlich. Es werden nicht ausreichend Nährstoffe aufgenommen, Völlegefühl und Blähungen stellen sich ein. Es kann sogar zu Durchfall kommen.

Wir betrachten den Darm zwar hauptsächlich als Verdauungsorgan, doch er hat noch eine zweite Aufgabe. Er schützt den Körper vor eindringenden schädlichen Organismen. Bis zu 70 Prozent des Immunsystems ist im Darm lokalisiert. Schon darum ist es wichtig, bewusst für eine gesunde Darmflora zu sorgen (siehe Seite 100).

## Fehlfunktionen der Schilddrüse

Die Funktionen von Schilddrüse und Nebennierendrüsen stehen in engem Zusammenhang. Was auf die eine Drüse wirkt, betrifft meist auch die andere.

Die Schilddrüse befindet sich im Hals und reguliert den Stoffwechsel. Sie produziert verschiedene Hormone, deren wichtigstes Thyroxin (oder $T_4$) ist. Es handelt sich um ein inaktives Hormon, das erst durch die Umwandlung in Trijodthyronin ($T_3$) aktiv wird. Wie ein Thermostat regelt die Schilddrüse die Körpertemperatur und signalisiert dem Körper, Kalorien zu verbrennen und Energie zu verwerten. Das Hormon $T_3$ beschleunigt die Stoffwechselfunktion und die Fettverbrennung. Um $T_4$ in $T_3$ umzuwandeln, braucht der Körper den Mineralstoff Selen.

Eine Schilddrüsenunterfunktion (Hypothyroidismus) kann zweierlei Ursachen haben: Entweder produziert die Hypophyse nicht genügend THS (ein Hormon, das die Schilddrüsentätigkeit anregt) oder die Schilddrüse arbeitet nicht richtig.

## Leiden Sie an Unterfunktion?

Wenn Sie vier oder mehr der folgenden Fragen mit »Ja« beantworten, könnten Sie an einer Schilddrüsenunterfunktion leiden. In diesem Fall sollten Sie mit Ihrem Arzt über eine Blutuntersuchung sprechen. Dabei sollten Sie allerdings bedenken, dass sich eine leichte Schilddrüsenunterfunktion in einem Bluttest nicht unbedingt nachweisen lässt.

- **Haben Sie in den letzten Monaten langsam und ohne erkennbaren Grund zugenommen?**
- **Leiden Sie an Darmträgheit oder Verstopfung?**
- **Frieren Sie oft?**
- **Sind sie deprimiert, vergesslich oder verwirrt?**
- **Verlieren Sie Haare oder sind Ihre Haare trockener geworden?**
- **Haben Sie Menstruationsbeschwerden?**
- **Werden Sie nicht schwanger, obwohl Sie es sich wünschen?**
- **Fühlen Sie sich energielos und abgeschlagen?**
- **Leiden Sie an Kopfschmerzen?**

Auch die **Körpertemperatur** kann Aufschluss über die Schilddrüsenfunktion geben. Ist sie auffallend niedrig, kann es sein, dass Ihr Stoffwechsel aufgrund einer zu geringen Schilddrüsenaktivität träge ist. Cortisol spielt für die Regulierung der Körpertemperatur eine wichtige Rolle. Ist der Cortisolspiegel hoch, wird die morgendliche Körpertemperatur niedrig sein. Messen Sie die Temperatur an drei Tagen morgens vor dem Aufstehen, und zwar am zweiten, dritten und vierten Zyklustag. Bei empfängnisfähigen Frauen steigt die Körpertemperatur nach dem Eisprung an, darum können Messungen in einer späteren Zyklusphase das Ergebnis verfälschen. Frauen, die nicht mehr menstruieren, messen die Temperatur an drei aufeinander folgenden Tagen. Legen Sie sich am Abend ein Thermometer ans Bett. Bleiben Sie nach dem Aufwachen im Bett liegen und messen Sie die Temperatur, bevor Sie etwas trinken oder ins Bad gehen. Klemmen Sie das Thermometer in die Armbeuge und warten Sie 10 Minuten (oder, falls Sie ein elektronisches Thermometer benutzen, bis das Signal ertönt).

Liegt der Durchschnittswert der drei Messergebnisse unter 36,4 °C, besteht Verdacht auf eine Schilddrüsenunterfunktion.

## Wie Stress die Schilddrüse beeinflusst

Das unter Stress ausgeschüttete Cortisol lässt den Spiegel des Schilddrüsenhormons T3 absinken. Das ist schlecht, denn T3 ist als aktives Schilddrüsenhormon auch für die Fettverbrennung zuständig. Ist zu wenig T3 vorhanden, verlangsamt sich automatisch der Stoffwechsel. Zusätzlich sorgt der hohe Cortisolspiegel dafür, dass Muskelmasse abgebaut wird, um ausreichend Glukose für das Gehirn zur Verfügung zu stellen. Je weniger Muskelmasse aber vorhanden ist, desto träger wird der Stoffwechsel (siehe Kapitel 6).

Ein gesunder Organismus wandelt das inaktive T4 in aktives T3 um. Bei hohem Cortisolspiegel unter Stress nimmt diese Umwandlung jedoch ab – ebenso übrigens bei einer Diät oder bei Mangelernährung. Der Körper nimmt an, dass eine Hungersnot herrscht, und verlangsamt den Stoffwechsel, um die kostbaren Fettreserven zu schonen. So ärgerlich das sein mag – es ist ein natürlicher Überlebensmechanismus.

Der hohe Cortisolspiegel hemmt auch den Botenstoff THS (ein Hormon der Hypophyse, das die Schilddrüse anregt). Ist weniger TSH vorhanden, produziert die Schilddrüse weniger T4.

## Gedächtnis und Konzentration

Ein erhöhter Cortisolspiegel wird mit Gedächtnis- und Konzentrationsschwäche in Zusammenhang gebracht. Cortisol kann den Hippocampus (das »Gedächtniszentrum« im Gehirn) schädigen, indem es Glukose abzieht, die für die optimale Funktion notwendig ist. Selbst kurze Stressphasen, etwa zwei Wochen mit erhöhtem Cortisolspiegel, können dazu führen, dass Gehirnzellen geschädigt werden. Dadurch wird verständlich, warum man unter Stress manchmal endlos nach dem Autoschlüssel sucht oder einen Raum betritt und sich dann fragt, warum um alles in der Welt man hineingegangen ist. Zum Glück sind diese Störungen aber nicht von Dauer, weil sich die Nervenverbindungen sofort wieder erholen, wenn der Cortisolspiegel sinkt.

## Hautveränderungen

Insulin wirkt sich in verschiedener Weise auch auf das Hautwachstum aus. Lose Hautschuppen können beispielsweise darauf hindeuten, dass der Körper unter Blutzuckerschwankungen leidet oder eine Insulinresistenz vorliegt.

Überschüssiges Insulin regt nämlich das Hautwachstum an und kann einen Prozess in Gang setzen, den man Acanthosis nigricans nennt. Dabei entstehen auf der Haut matte, dunkle Flecken, die sich nicht abwaschen lassen. Wer solche Verfärbungen beobachtet, sollte unbedingt mit seinem Arzt sprechen, weil sie in seltenen Fällen auch durch Krebs verursacht werden können. Liegt keine Krebserkrankung vor, können Sie mithilfe der Ratschläge in diesem Buch Insulinresistenz regulieren, und Ihre Haut wird sich wieder normalisieren.

Alle in diesem Kapitel dargestellten Beispiele zeigen, wie wichtig es ist, sich von den **Fettpolstern in der Körpermitte zu verabschieden** – und zwar nicht nur, weil es besser aussieht, sondern weil Sie dadurch sehr viel für Ihre jetzige und zukünftige Gesundheit tun. Denn Fettpolster sind mehr als ein ästhetisches Problem.

# Neun Tricks, um Fett zu verbrennen

[ statt Depots anzulegen ]

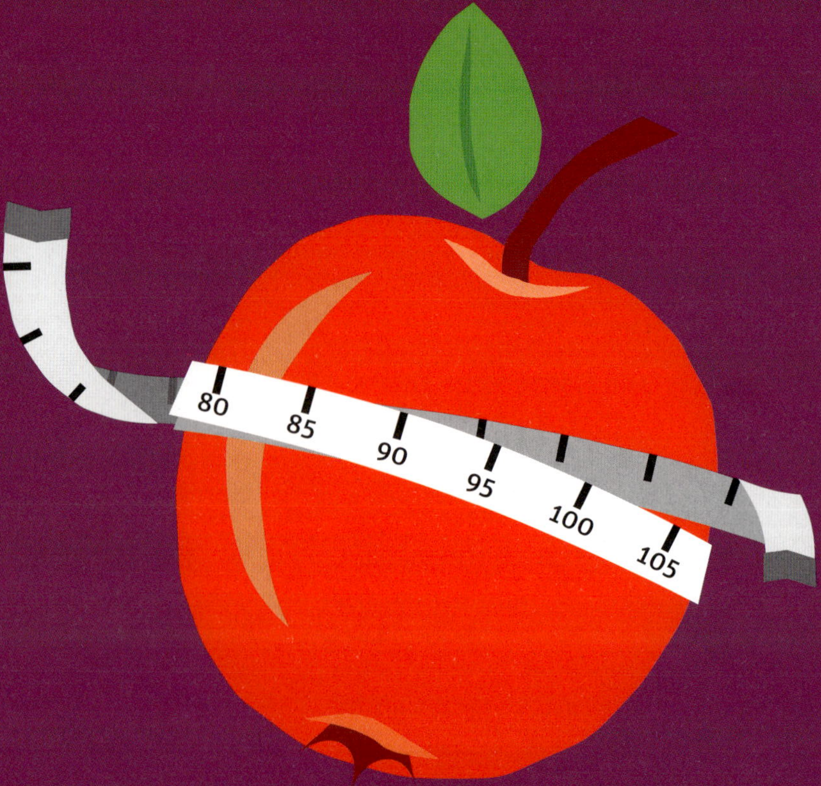

# Richtig essen: was und wie?

Eine **gute Ernährung spielt eine entscheidende Rolle** für Gewicht und Gesundheit. Solange Sie aber den Teufelskreis Stress nicht durchbrechen, wird auch die beste Ernährung der Welt nicht helfen. Denn er ist verantwortlich für die Fettpolster um Bauch und Taille.

## Die Signale ändern!

Wie wir in den vorigen Kapiteln gesehen haben, hält der Körper seine Fettreserven fest, weil er meint, in Gefahr zu sein.

Um dieses Reaktionsmuster zu durchbrechen, müssen Sie die Signale, die Ihr Körper empfängt, grundlegend verändern.

Es ist ein richtiger Anfang, die Essgewohnheiten zu ändern, um Fett abzubauen. Möglicherweise vermitteln sogar Ihre Essgewohnheiten dem Körper, dass eine Stresssituation vorliegt.

### Stressprogramm Diät

Eine reduzierte Kalorienzufuhr oder eine Crash-Diät interpretiert der Körper als Hungersnot, also als Gefahrensituation. Er schaltet auf Notstandsprogramme um. Unser Körper verlangsamt den Stoffwechsel, um seine kostbaren Fettreserven zu schonen. Bei Schwankungen des Blutzuckerspiegels schüttet er, genau wie in Stress- und Gefahrensituationen, das Kampf-und-Flucht-Hormon Adrenalin aus. Auch dies regt den Körper an, Reserven anzulegen.

Die Lösung besteht darin, ein Essverhalten zu finden, das den Körper in Sicherheit wiegt und ihm vermittelt, dass keine Bedrohung vorhanden ist. Es geht nicht darum, durch Diät Gewicht zu verlieren, sondern die Biochemie des Körpers zum Positiven zu verändern.

### Adrenalin und Cortisol

Zurzeit stecken Sie in einem Teufelskreis aus Stresshormonen und Blutzuckerschwankungen.

- Adrenalin und Cortisol werden unter Stress ausgeschüttet.
- Adrenalin und Cortisol werden bei Blutzuckerschwankungen ausgeschüttet.

In beiden Fällen versucht der Körper, seine Zuckerreserven zu mobilisieren. Bei Stress will er damit schnell verfügbare Energie für Kampf oder Flucht bereitstellen. Und bei abfallendem Blutzuckerspiegel versucht er, einen Ausgleich zu schaffen. Dem Körper ist es egal, aus welchem Grund Adrenalin und Cortisol ausgeschüttet werden – die Belastungen für den Organismus sind in beiden Fällen gleich.

## Wenn der Blutzucker schwankt

Stellen Sie sich Blutzuckerschwankungen wie eine Achterbahn vor: Der Blutzucker selbst bildet die Schienen. Steigt der Spiegel, wird Insulin ausgeschüttet. Sinkt er, werden Adrenalin und Cortisol ausgeschüttet.

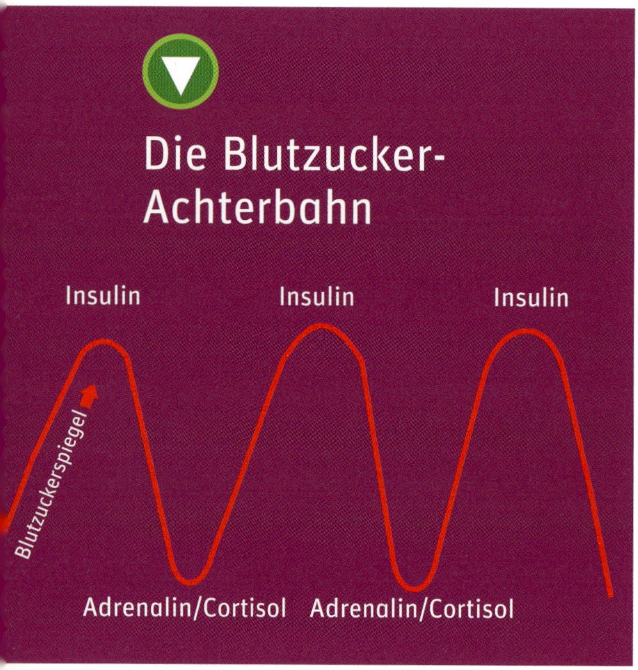


Wenn Sie essen oder trinken, steigt der Blutzuckerspiegel und Insulin wird ausgeschüttet. Nehmen Sie raffinierte Lebensmittel wie Zucker, Weißbrot, Kuchen und Kekse oder anregende Getränke wie Tee, Kaffee oder Cola zu sich, gelangen die Zuckerstoffe schnell ins Blut. Um diesen plötzlichen Anstieg des Blutzuckerspiegels aufzufangen, wird noch mehr Insulin ausgeschüttet. Danach sinkt der Blutzuckerspiegel wieder ab. Weil Sie aber eine starke Insulinausschüttung ausgelöst haben, sinkt der Spiegel zu weit ab und Sie sind bald wieder hungrig.

## Je höher die Gipfel, desto tiefer die Täler

Registriert der Körper einen zu niedrigen Blutzuckerspiegel (Hypoglykämie), geschehen zwei Dinge. Sie verspüren ein körperliches Bedürfnis nach einer Tasse Kaffee oder einem Riegel Schokolade als schnelles Mittel, den Blutzuckerspiegel wieder zu erhöhen. Gleichzeitig werden die Nebennierendrüsen angeregt, mehr Adrenalin und Cortisol auszuschütten, um Zuckerreserven freizugeben und so den Blutzuckerspiegel auszugleichen.
Begleiterscheinungen von Hypoglykämie sind Reizbarkeit, aggressive Ausbrüche, Herzrasen, geringes sexuelles Verlangen, Weinanfälle, Angstzustände, Verwirrung, Vergesslichkeit, Konzentrationsschwierigkeiten, Müdigkeit, Schlafstörungen, Kopfschmerzen und Muskelkrämpfe.

## Unterzucker = Stress für den Körper

Ich habe in meiner Klinik Frauen kennen gelernt, denen aufgrund solcher Symptome die Diagnose »Panikattacken« gestellt wurde. Tatsächlich kann eine sehr starke Unterzuckerung einem Panikanfall ähneln, weil der Körper tatsächlich ein starkes Gefahrensignal wahrnimmt und Stresshormone ausschüttet. Eine Patientin musste im Supermarkt ihren Einkaufswagen stehen lassen und aus dem Geschäft laufen, als ihr Blutzuckerspiegel abstürzte. Ihr Körper hatte das Kampf-oder-Flucht-Programm eingeschaltet und zwang sie zur Aktivität, sodass sie buchstäblich um ihr Leben lief. Nachdem sie ihren Blutzuckerspiegel unter Kontrolle hatte, blieben diese »Panikattacken« aus.
Es gilt also, dem Körper zu signalisieren, dass keine Gefahr besteht, damit er weniger Adrenalin und Cortisol (das letztlich

für die Fettrolle am Bauch verantwortlich ist) ausschüttet. Und das gelingt am besten, indem man den Blutzuckerspiegel unter Kontrolle bringt.

## Die falschen Trostpflaster

Alle Menschen sind verschieden. Manche Frauen verlieren bei Stress ihren Appetit und nehmen ab, andere essen mehr. Wissenschaftler haben herausgefunden, dass Frauen mit einem hohen Cortisolspiegel (auch in entspannten Situationen) eher zum »Trostessen« neigen. In einer Studie wurden 59 Frauen vor der Menopause stressigen und unstressigen Situationen ausgesetzt. Die Frauen, die unter Stress mehr Cortisol produzierten, nahmen mehr Kalorien zu sich und griffen öfter zu Süßem als Frauen, deren Cortisolspiegel sich in normalem Maß erhöhte. In den unstressigen Situationen aßen alle Frauen (unabhängig von ihrer Cortisolproduktion) etwa gleich viel. Es scheint, als ob Stress Frauen mit hoher Cortisolausschüttung zu verstärktem Essen anregt und auch deren Bedürfnis nach Süßem steigert.[1]

Wir wissen zwar, dass der Körper dadurch versucht, nach einer Stresssituation seine Reserven wieder aufzufüllen. Doch dieser Prozess ist nicht unvermeidlich. Man kann diesen Teufelskreis ganz leicht durchbrechen und wieder eine schlanke Taille bekommen. Halten Sie sich einfach an meinen Neun-Stufen-Ernährungsplan.

## Mein einfacher Neun-Stufen-Plan

1. Machen Sie keine Diät (wirklich nicht!) und zählen Sie keine Kalorien!
2. Essen Sie weniger, aber öfter!
3. Lassen Sie nie das Frühstück ausfallen!
4. Streichen Sie Zucker vom Speiseplan und meiden Sie raffinierte Kohlenhydrate!
5. Eiweiß nicht vergessen - nehmen Sie bei jeder Mahlzeit Proteine zu sich!
6. Greifen Sie zu essenziellen Fettsäuren!
7. Essen Sie nicht in Eile!
8. Achten Sie darauf, was Sie trinken!
9. Ändern Sie Ihre Einstellung zum Essen!

## 1. Machen Sie keinesfalls Diät!

Niemand hält gern Diät. Es ist schwierig, frustrierend, oft teuer und ungesellig. Ich liefere Ihnen hier gute Argumente, nie wieder eine Diät zu versuchen. Diäten funktionieren nämlich nicht. Etwa ein Drittel der Frauen, die eine Diät machen, wiegen danach ein Pfund mehr als davor. Aber die Diätindustrie ist ein gutes Geschäft, dessen wirtschaftlicher Erfolg auf dem Misserfolg der Menschen beruht. Man kann Drinks kaufen, die Mahlzeiten ersetzen sollen, Schlankheitspillen, Low-fat-Produkte, Low-carb-Knabberriegel und viele kalorienreduzierte Produkte. Würden alle halten, was sie versprechen, müsste man sie nur kurze Zeit verwenden – und danach könnten die Anbieter ihre Firmen schließen.

Diät im Sinne von »weniger Energie aufnehmen, als verbrannt wird« ist eine starke Einschränkung der Nahrungsaufnahme und somit ein biologisch unnatürlicher Zustand. Geist und Körper hören Alarmglocken und gehen in den Überlebenskampf-Modus. Sie halten alle vorhandenen Reserven fest, verlangsamen den Stoffwechsel und signalisieren Ihnen, zu essen, was das Zeug hält.

### Ein Marsch durch die Wüste

Ein klassisches Beispiel: Sie haben einige Tage lang eine Crash-Diät durchgehalten und es läuft ganz gut. Dann kommt eine Freundin vorbei und bringt Kuchen mit. Weil Sie gesellig sind, genehmigen Sie sich ein kleines Stückchen. Doch kaum haben Sie probiert, können Sie nicht wieder aufhören. Für Ihren Körper war die Diät wie ein Marsch durch die Wüste. Doch nun hat er unversehens eine Oase gefunden und will so viel Vorrat wie möglich anlegen. Der Heißhunger, mit dem sie den ganzen Kuchen vertilgen könnten, ist weder ein Zeichen von Willensschwäche noch von blinder Gier. Es ist eine biologische Reaktion, die sich kaum kontrollieren lässt. Ihr Körper dachte, Sie würden verhungern – und das war ja nicht ganz falsch. Wenn Sie also wirklich abnehmen und vor allem die Polster am Bauch verlieren wollen, ist eine Verringerung der Nahrungsaufnahme der absolut falsche Weg.

### Der Jo-Jo-Effekt

Viele Frauen kennen das Jo-Jo-Problem. Sie halten einige Wochen eine Diät durch, nehmen ein paar Kilo ab und essen dann wieder normal. Die Pfunde kommen wieder – meist sind sie danach sogar etwas schwerer als vor der Diät. Also nehmen sie eine strengere Diät in Angriff, nur um wenig später noch etwas schwerer zu sein.

Der Jo-Jo-Effekt zieht zwei Probleme nach sich. Erstens bringt er den Stoffwechsel aus dem Gleichgewicht. Jedes Mal, wenn Sie die Nahrungszufuhr einschränken, wird der Stoffwechsel verlangsamt. Und essen Sie wieder normal, stellt sich der Körper nicht schlagartig um. Die Nahrungsmenge trifft auf den verlangsamten Stoffwechsel und Sie nehmen zu. Diese Stoffwechselschwankungen können sogar innerhalb eines Tages stattfinden. Ich kenne Patientinnen, die das Mittagessen ausfallen lassen und nur eine Tasse Kaffee trinken. Sie denken, durch die verringerte Kalorienmenge müssten sie abnehmen. Doch so funktioniert es nicht. Außerdem kostet es übermenschliche Selbstbeherrschung, den übergroßen Hunger am Abend zu unterdrücken und nur sparsam zu essen.

Wenn der Körper im Lauf des Tages feststellt, dass Nahrung knapp ist, verlangsamt er den Stoffwechsel. Ihr Körper weiß nicht, ob er in sechs Stunden oder in sechs Tagen die nächste Nahrung bekommt, also geht er auf Nummer sicher. Setzen Sie sich dann zur lang erwarteten Abendmahlzeit, sorgt die Stressreaktion auf die vermeintliche Hungersnot dafür, dass der Körper möglichst viel der Nahrung in Fettreserven anlegt. Noch schlimmer ist es, wenn Sie den Hunger mit Kaffee oder Cola unterdrücken, denn das Koffein fördert die Ausschüttung von Adrenalin und Cortisol und somit die Bildung weiterer Fettreserven.

Das Gewicht, das man während einer Diät verliert, setzt sich aus Wasser, Muskelmasse und – wenn Sie Glück haben – etwas Fett zusammen. Das Gewicht, das danach wiederkehrt, besteht fast ausschließlich aus Fett. Der Körper ist durch die Hungerphase darauf programmiert, schnell Fettreserven anzulegen, falls schon bald die nächste Hungersnot droht. So wird verständlich, warum viele Frauen nach einer Diät die verlorenen Pfunde (und mehr) in Form von Fett so schnell wieder zunehmen.

## Verlieren Sie nicht Gewicht, sondern Fett

Wenden wir uns dem zweiten Problem der Jo-Jo-Diäten zu. Es mag ja befriedigend sein, am Ende der Woche auf die Waage zu steigen und die abgenommenen Pfunde zu sehen. Doch der Erfolg ist nicht realistisch. Schnell verlorenes Gewicht besteht zu einem Viertel aus Wasser, Muskel- und Knochensubstanz – aber leider nicht aus Fett. So motivierend der schnelle Gewichtsverlust sein mag: mehr als 450 bis 900 g Fett pro Woche kann der Körper nicht abbauen. Gehen Sie es also langsam an.

Während einer Radikaldiät verwertet der Körper Muskelgewebe als Brennstoff. Das ist natürlich nicht wünschenswert, zumal Muskeln die Fettverbrennung unterstützen. Je mehr Muskeln Sie haben, desto besser. Weil der Körper während einer Crash-Diät Muskelsubstanz in Glukose umwandelt, wird die Energieausnutzung verschlechtert, denn nur ein Muskel, der aktiv ist, verbraucht Energie. Der Körper greift im »Notstandsprogramm« auf alle Muskeln zu, auch auf das Herz. Wer also Fett abbauen will, muss unbedingt für reichlich Bewegung sorgen, denn dadurch wird der Zellstoffwechsel der Muskeln und so die Fettverbrennung angeregt.

So sehr Sie sich auch bemühen bei einer kalorienreduzierten Diät: Ihr Körper hat auf Energiesparprogramm geschaltet und versucht, sich der Nahrungsversorgung

### Die schwersten Kilos zum Schluss

Wenn Ihre Crash-Diät anschlägt und Sie mehr als 10 Prozent Ihres Körpergewichtes abnehmen, verlangsamt der Körper den Stoffwechsel um bis zu 15 Prozent. So senkt er seinen Energieverbrauch. Aus diesem Grund ist es möglich, dass Menschen mehrere Monate ohne Nahrung überleben können. Und darum ist es bei einer kalorienreduzierten Diät oft so schwierig, die letzten vier oder fünf Kilo loszuwerden.

anzupassen, um nur ja seine letzten Reserven nicht aufgeben zu müssen. Aus diesem Grund ist es so wichtig, überschüssiges Fett langsam abzubauen und dabei stets den Stoffwechsel aktiv und gesund zu halten.

### Von thermischem Effekt und negativen Kalorien

Auch zum Verdauen der Nahrung wird Energie (Kalorien) benötigt – das nennt man den thermischen Effekt. Blattsalat und einige andere Lebensmittel haben streng genommen einen negativen Kaloriengehalt, weil für ihre Verdauung mehr Kalorien verbraucht werden, als sie selbst liefern. Dieser thermische Effekt dauert drei Stunden über die Nahrungsaufnahme hinaus an.

Proteine, Kohlenhydrate und Fett haben einen unterschiedlichen thermischen Effekt. Zur Verdauung von Proteinen ist viel mehr Energie nötig (etwa 20 Prozent der Kalorien, die sie enthalten) als zur Verdauung von Kohlenhydraten (10 Prozent) oder Fetten (2 Prozent). Es geht also nicht nur um die Nahrungsmenge, sondern auch um die Zusammensetzung.

Natürlich nimmt man nicht ab, wenn man viel isst und wenig verbraucht. Dennoch halte ich nichts vom Kalorienzählen. Es verleitet, Lebensmittel nur noch als Zahlenwerte zu sehen (Kalorien oder GI). Besser ist es, die Portionsgrößen zu betrachten und vor allem bei Mittag- und Abendessen die Menge auf dem Teller um etwa ein Viertel zu reduzieren. Dabei ist es sehr wichtig, bewusst darauf zu achten, wie viel Sie wovon essen.

### Was ist eigentlich eine Kalorie?

Eine Kalorie ist eine Wärmeeinheit, mit der die Energieausbeute von Nahrungsmitteln beschrieben wird. Früher ging man davon aus, dass man nur weniger Kalorien zu sich nehmen müsste, als der Körper verbrauchte, um abzunehmen. Inzwischen wissen wir aber, dass das nicht immer so einfach funktioniert. Wahrscheinlich kennen auch Sie Menschen, die sich zwar viel bewegen, nur mäßig essen und dennoch nicht abnehmen.

Nicht alle Kalorien sind gleich. Wie sie sich im Hinblick auf Zu- oder Abnahme auswirken, hängt davon ab, ob es Kalorien aus Fett, Proteinen oder auch Kohlenhydraten sind.

## 2. Essen Sie wenig, aber öfter!

Dies ist eine grundlegende Veränderung. Sie zielt darauf ab, dem Körper zu signalisieren, dass reichlich Nahrung vorhanden ist, dass er keine Reserven anzulegen braucht und alte Depots beruhigt einschmelzen kann. Wenn Sie länger als drei Stunden keine Nahrung zu sich nehmen, bereitet sich der Körper auf eine Notsituation vor. Der Stresspegel steigt, Cortisol wird ausgeschüttet – und damit wird das Signal zur Fetteinlagerung und zum

Abbau von Muskeln zur Energiegewinnung gegeben.

Wenn der Blutzuckerspiegel abfällt, fühlt man sich oft unkonzentriert oder reizbar. Das ist der Moment, in dem man einen schnellen Energieschub braucht und nach einer Tasse Kaffee oder einem Schokoladenkeks greift. Gleichzeitig schütten die Nebennierendrüsen Adrenalin und Cortisol aus, um die Leber zur Freigabe von Glukose anzuregen und so den Blutzuckerspiegel auszugleichen.

Es ist ganz einfach, sich ein gesünderes Essverhalten anzugewöhnen.

## Alle drei Stunden eine Kleinigkeit

Wenn Sie alle drei Stunden eine Kleinigkeit essen, signalisieren Sie Ihrem Körper, dass Sie nicht unter Stress stehen, dass also kein Notstand vorliegt und er ruhig den Stoffwechsel ankurbeln und Energie aus alten Fettreserven abziehen kann. Im New England Journal of Medicine wurden Ergebnisse einer Studie veröffentlicht[2], die belegen, dass man allein durch Essen im Drei-Stunden-Rhythmus den schädlichen Cortisolspiegel binnen zwei Wochen um 17 Prozent senken kann. Die Teilnehmer der Studie nahmen genau die gleichen Lebensmittel wie sonst zu sich. Sie aßen aber nicht drei Hauptmahlzeiten, sondern verteilten die Tagesmenge auf mehrere kleine Mahlzeiten in kürzeren Intervallen. Dieser Rhythmus nutzt auch den thermischen Effekt (siehe oben), der nach dem Essen drei Stunden andauert. Isst man nach Ablauf dieser Zeit wieder etwas, verbrennt der Körper durch die Verdauungstätigkeit mehr Fett.

Nach der Umstellung auf mehrere kleine Mahlzeiten werden Sie drei entscheidende Veränderungen beobachten:

## Mehr Elan – weniger Heißhunger

- Sie haben mehr Schwung und Energie. Weil Sie den **Blutzuckerspiegel** durch Nachschub im Drei-Stunden-Rhythmus **stabil** halten, bleiben die wilden Achterbahnfahrten aus.
- **Heißhunger** auf Süßigkeiten oder raffinierte Kohlenhydrate **bleibt aus**, weil der Blutzuckerspiegel nicht radikal abfällt und der Körper nicht nach schnell wirkendem Nachschub verlangt. So einfach ist das. Früher mussten Sie übermenschliche Willenskraft aufbringen, um dem physiologischen Drang zu widerstehen. Doch wenn Ihr Blutzuckerspiegel stabil ist, werden Sie mühelos einem Stück Schokoladentorte widerstehen.
- Mit dem Blutzuckerspiegel stabilisieren sich auch Stimmungsschwankungen. Weil die Berg- und Talfahrten aus Reizbarkeit, aggressiven Ausbrüchen, Weinattacken, Ängsten und Anspannung ausbleiben, kann Ihr Körper den Verteidigungszustand aufgeben. Wenn der Cortisolspiegel sinkt, werden Sie sich **automatisch ruhiger und ausgeglichener** fühlen. Wir Menschen sind wunderbare, aber ungemein komplexe Wesen. Es ist nicht möglich, Körper Geist und Seele voneinander zu trennen. Darum ziehen körperliche Umstellungen auch immer Veränderungen der Emotionen und Stimmungen nach sich.

Es ist wirklich einfach, häufiger kleine Mengen zu essen. Nehmen Sie einfach zu den drei Hauptmahlzeiten – Frühstück, Mittagessen und Abendessen – zusätzlich am Vor- und am Nachmittag eine Kleinigkeit zu sich. Achten Sie darauf, dass zwischen zwei Mahlzeiten nicht mehr als drei Stunden vergehen (Tipps für Mahlzeiten und Snacks finden Sie im Kapitel 9).

## 3. Lassen Sie nie das Frühstück ausfallen!

Viele Experten, ich selbst eingeschlossen, halten das Frühstück für die wichtigste Mahlzeit des Tages. Gerade morgens stehen viele Menschen unter Stress, wenn sie die Kinder für die Schule und sich selbst für die Arbeit fertig machen müssen. Da stürzen sie nur schnell eine Tasse Kaffee (oft mit Zucker) herunter und machen sich auf den Weg. Doch damit setzen sie eine Problemkette in Gang: die Blutzucker-Achterbahn. Der Blutzuckerspiegel steigt schnell, es wird viel Insulin ausgeschüttet und signalisiert dem Körper laut und deutlich, Fettreserven um die Taille anzulegen. Wenn Sie das Frühstück ganz ausfallen lassen, greift der Körper die Muskeln an, um Brennstoff zu gewinnen. Muskeln sind im Stoffwechsel aktiv und unterstützen die Fettverbrennung, darum ist ihr Abbau alles andere als wünschenswert. Ohne Frühstück fällt der Blutzuckerspiegel binnen weniger Stunden stark ab. Dann werden Adrenalin und Cortisol ausgeschüttet, um das Gleichgewicht wiederherzustellen, und Sie spüren das Bedürfnis nach einem schnellen Energieschub.

Ich kann die Bedeutung des Frühstücks gar nicht oft genug betonen. Versuchen Sie, sich wenigstens 10 bis 15 Minuten Zeit zu nehmen und **ein Schälchen Müsli** (ohne Zukker) oder ein **Stück Vollkornbrot** mit zuckerfreiem Fruchtaufstrich zu essen. Trainieren Sie sich diese Gewohnheit systematisch an, sie ist wirklich wichtig.

### Streichen Sie Zucker und raffinierte Kohlenhydrate!

Der Sinn der Ernährungsumstellung ist, die natürlichen Stressreaktionen zu kontrollieren und dem Körper zu signalisieren, dass er keine Fettreserven an Bauch und Taille anzulegen braucht. Diätstress lässt sich ganz leicht vermeiden, indem man anstelle von drei großen fünf oder sechs kleine Mahlzeiten isst. Ein weiterer entscheidender Schritt besteht darin, auf Lebensmittel zu verzichten, die den Blutzuckerspiegel in die Höhe schnellen lassen. Das bedeutet, alle sehr schnell verdaulichen Lebensmittel vom Speiseplan zu streichen. Sie könnten sich entscheiden, zu diesem Zweck einen der GI-Ernährungspläne anzuwenden, die derzeit so beliebt sind. Meiner Meinung nach sind sie aber viel zu kompliziert. Es geht nämlich auch sehr viel einfacher.

### Der einfache Weg zur richtigen Ernährung

Bringen wir es auf eine einfache Formel: Je schneller ein Lebensmittel verdaut wird, desto schneller lässt es den Blutzuckerspiegel ansteigen und desto heftiger ist die Stressreaktion. Stellen Sie sich ein Feuer vor, auf das Sie Papier oder Kohlen legen. Das Papier verbrennt schnell mit hohen Flammen, gibt aber kaum Wärme ab, sodass Sie bald neues Papier nachlegen müssen. Kohlen dagegen erhitzen sich langsam, geben aber über einen langen Zeitraum gleichmäßige Hitze ab.
Auf die Ernährung übertragen, bedeutet das, Kohle zu wählen, obwohl Papier vordergründig manchmal die attraktivere Alternative wäre. Raffinierte und vorverarbeitete Lebensmittel, Weißmehl und vor allem Zucker sind Papier für den Brenn-

stoffhaushalt des Körpers, während sich naturbelassene Produkte mit Kohle vergleichen lassen.

Je stärker ein Lebensmittel industriell bearbeitet ist, desto weniger **natürliche Bestandteile** enthält es und desto schneller wirkt es auf den Blutzuckerspiegel. Wer mehr **naturbelassene Lebensmittel** isst, hat weniger mit Blutzuckerschwankungen zu kämpfen.

## GI – ein Begriff stiftet Verwirrung

Den Begriff des glykämischen Index (GI) prägte Dr. David Jenkins 1981 in einem Artikel, den er für das American Journal of Clinical Nutrition schrieb. Er stellte die These auf, dass Kohlenhydrate unterschiedlich schnell verdaut werden und dass die schnell verdaulichen einen schnellen und starken Anstieg des Blutzuckerspiegels verursachen.
Ursprünglich regte Jenkins die Berücksichtigung des GI nur für Patienten mit Diabetes Typ 1 an, später auch zur Regulierung von Beschwerden durch Cholesterin und Triglyzeride.[3]

## Eiscreme besser als Brot?

Für Glukose wurde ein GI von 100 definiert, weil sie den schnellsten Anstieg des Blutzuckerspiegels verursacht. Dann wurde die Wirkung von 50 g der verschiedensten Kohlenhydrate mit der von 50 g Glukose verglichen. Erste Studien erbrachten, dass Eiscreme für Diabetiker besser sei als Vollkornbrot! 1983 verglichen andere Forscher die gleichen Kohlenhydrate und kamen zu anderen Ergebnissen. Manche Wissenschaftler vermuten, dass die Resultate auch vom Blutzuckerspiegel der Probanden zum Zeitpunkt des Tests abhängen. Eine weitere Fehlerquelle: Die Kohlenhydrate wurden isoliert getestet, also nicht im Kontext realer Mahlzeiten.
1988 setzte man als Vergleichswert anstelle von Glukose Weißbrot ein. Nun wurden bereits die ersten Zweifel an der Genauigkeit des GI laut.
Das Problem besteht darin, dass der Wert von verschiedenen Faktoren beeinflusst wird, beispielsweise dem Reifegrad von Obst und Gemüse, der Konsistenz (durch Stampfen steigt beispielsweise der GI eines 2,5 cm großen Kartoffelwürfels um 25 Prozent) oder der Variationsbreite bestimmter Lebensmittel (bei Nudeln z. B. Form, Konsistenz und Garmethode). Als wirklich hilfreich hat sich der GI nicht erwiesen.

### Stressfrei mit Vollkorn

**Betrachten wir den Unterschied zwischen Weißbrot und Vollkornbrot. Weißbrot enthält keine Faserstoffe, darum wird es sehr schnell verdaut und treibt den Blutzuckerspiegel in die Höhe.**

**Bei Vollkornbrot braucht der Körper länger, um die Faserstoffe zu verdauen und die Nährstoffe aufzuschließen. Darum wird es langsamer verdaut und der Körper kann natürlich und stressfrei auf das Nährstoffangebot reagieren.**

Der GI gibt an, wie schnell ein bestimmtes Kohlenhydrat in Zucker umgewandelt wird, aber er sagt nicht aus, wie viel von dem Kohlenhydrat in einer bestimmten Menge eines Lebensmittels enthalten ist. Dadurch ergeben sich Werte, die im Vergleich nur widersprüchlich und verwirrend sind: Schokolade (GI 48) hat einen niedrigeren GI als Wassermelone (GI 72).

## GL – exakter als GI?

Um die Schwierigkeiten mit dem GI auszuräumen, wurde ein neuer Wert namens GL (glykämische Last) eingeführt. Der GL berücksichtigt, wie viele Kohlenhydrate in einem Lebensmittel enthalten sind. Die Wirkung eines Lebensmittel auf den Blutzuckerspiegel wird sowohl vom Typ (GI) als auch von der Menge (GL) dieses Kohlenhydrats bestimmt.

Manche Menschen mieden während einer GI-Diät sogar Möhren, weil sie den gleichen GI wie Schokolade (48) hatten. Der GL für Möhren liegt aber bei 3,9, der von Schokolade bei 14.

## Und noch ein Maß: GCÄ

Sollen wir nun den GI vergessen und uns am GL orientieren? Die Wissenschaft ruht nicht und präsentiert nun einen neuen Maßstab namens GCÄ (glykämisches Glukose-Äquivalent), das mehr Aussagekraft besitzen soll als der GI.[5]

Das ist alles verwirrend und ich bin überzeugt, dass bald ein neues Konzept auftauchen wird, das den GCÄ ablöst.

Darum empfehle ich, die Wissenschaft zu vergessen. Es ist schrecklich mühsam, Kalorien, Fettpunkte, GI, GL oder GCÄ zu zählen, Tabellen bei sich zu tragen und für jeden Bissen Werte nachzuschlagen. Es geht nämlich auch viel einfacher.

## Mit Vollkorn zur Wunschtaille

Vollkornbrot enthält viermal so viele Faserstoffe, dreimal so viel Zink und fast zweimal so viel Eisen wie Weißbrot. Die Kohlenhydrate in Vollkornbrot werden allmählich über Stunden verdaut, wie Kohlen auf dem Feuer, und verursachen keinen schnellen Anstieg des Blutzuckerspiegels. Dadurch fühlen Sie sich länger satt, und Heißhunger auf Süßes bleibt aus, weil Ihr Blutzuckerspiegel nicht Achterbahn fährt.

Im Jahre 2004 wurden die Ergebnisse einer dreijährigen Studie veröffentlicht, die an der Tufts University in Boston an 459 gesunden Personen durchgeführt worden war. Sie ergab, dass diejenigen mit dem höchsten Verbrauch an Weißbrot die stärkste Zunahme des Taillenumfangs verzeichneten. Der Umfang der Weißbrotesser nahm pro Jahr fast einen Zentimeter zu – dreimal mehr als die der Vollkornbrotesser.

**Neuere Forschungsergebnisse** belegen, dass der Verzehr von langsam verdaulichen Lebensmitteln (wie Vollkornbrot) nicht nur den Blutzuckerspiegel stabil hält, sondern auch **dem Herzen gut tut** und das Risiko von Diabetes reduziert.

Angesichts dessen, was wir über Insulinresistenz wissen (siehe Seite 37), ist das plausibel.[5] Interessanterweise enthält Vollkorngetreide auch so genannte Enzyminhibitoren, die die Verdauung von Stärke und Zucker verlangsamen und so einen zu schnellen Blutzuckeranstieg (also Stress) verhindern. Diese natürlichen Stoffe wirken ähnlich wie die Medikamente, die bei Diabetes Typ 2 verordnet werden, verlangsamen die Freisetzung von Glukose durch die Verzögerung der Kohlenhydratverdauung.

## Infos über Kohlenhydrate

Kohlenhydrate sind Stärke und Zuckerstoffe. Um ihre Wirkweise zu verstehen, teilt man sie in zwei Gruppen ein: in schnell und langsam verdauliche. Schnell verdauliche Kohlenhydrate verursachen einen schnellen Anstieg des Blutzuckerspiegels, der danach rasch wieder abfällt – was die Ausschüttung von Stresshormonen auslöst. Alle Lebensmittel, die Zucker enthalten, fallen in diese Gruppe. Lesen Sie Packungsetiketten und denken Sie daran, dass Zucker viele Namen haben kann!

## Kleines Zuckerlexikon

- **Fruktose – Fruchtzucker**
- **Glukose – der Blutzucker des Körpers, schnell wirksam**
- **Dextrose – Zucker aus Stärke, chemisch identisch mit Glukose**
- **Laktose – Milchzucker**
- **Maltose – Zucker aus Stärke**
- **Saccharose – gewöhnlicher Streuzucke aus Zuckerrohr oder Zuckerrüben**

## Wertvoll: Faser- und Ballaststoffe

Die meisten Menschen denken im Zusammenhang mit Faserstoffen an die Verhütung oder Beseitigung von Darmträgheit. Aber Faserstoffe unterstützen auch den Fettabbau in der Körpermitte. Die Faserstoffe in Vollkornprodukten tragen dazu bei, Blutzuckerschwankungen zu vermeiden (und so die Ausschüttung von Cortisol einzudämmen), weil die Nahrung langsamer den Magen verlässt. Die langsame Verdauung sorgt dafür, dass der Zucker nicht so schnell in den Blutstrom gelangt und weniger Insulin ausgeschüttet werden muss. Faserstoffe verstärken außerdem das Sättigungsgefühl und helfen so, den Appetit zu kontrollieren.

### Man unterscheidet zwei Typen von Faserstoffen:

- lösliche – enthalten in Obst, Gemüse, Getreideflocken und Hülsenfrüchten
- unlösliche – enthalten in Vollkorngetreide und Nüssen

Lösliche Faserstoffe sind wichtig für die Verhinderung von Blutzuckerschwankungen, weil sie einen höheren Einfluss auf die Insulinausschüttung haben.[6] Außerdem regulieren sie den Cholesterinspiegel, weil sie einen Teil des Cholesterins und der Fette der Nahrung an sich binden, sodass diese ausgeschieden werden. Unlösliche Faserstoffe, auch Ballaststoffe genannt, unterstützen den Transport der Nahrung durch den Verdauungstrakt.

## Vorsicht Zucker!

Wie sie auch heißen mögen, ob Glukose oder Dextrose: Alles sind Zuckerarten, die zur Insulinresistenz und zur Gewichtszunahme an Bauch und Taille beitragen. Die Lebensmittelhersteller sind verpflichtet, die Zutaten ihrer Produkte in der Reihenfolge der enthaltenen Menge auf der Verpackung anzugeben. Müssten alle Zuckerarten unter dem Begriff »Zucker« zusammengefasst werden, stünden sie bei vielen Produkten ganz oben auf der Liste. Die Hersteller ziehen es aber vor, die einzelnen Zuckerarten mit ihren chemischen Namen separat aufzuführen, damit sie auf der Liste etwas weiter nach unten rutschen.

Schauen Sie also genau hin! Auch herzhafte Produkte wie Gemüsekonserven, Tomatenketchup, Suppen und sogar Nudelsaucen enthalten Zucker. Ein kleiner Becher Fruchtjoghurt kann bis zu acht Teelöffel Zucker enthalten, selbst wenn es sich um »gesunden« Joghurt mit lebenden Kulturen handelt (siehe Lexikon Seite 63).

Wer den Fettgürtel in der Körpermitte wirklich verlieren möchte, sollte auf alle Zuckerformen komplett verzichten – abgesehen von kleinen Mengen zu ganz besonderen Gelegenheiten.

Wie ich schon erklärt habe, sind alle raffinierten Lebensmittel (Weißbrot, weißer Reis, Kekse und Kuchen) schnell verdaulich. Manche dieser Produkte haben eine doppelt starke Wirkung, weil sie neben Weißmehl auch Zucker enthalten.

### Fruktose: bitte nicht als Pulver!

Fruktose in Pulverform wird nicht aus Früchten hergestellt, sondern ist ein hochraffiniertes Produkt, das beispielsweise aus Mais gewonnen wird. Früher nahm man an, dass sie für Diabetiker ungefährlich sei, weil sie keinen so schnellen Anstieg des Blutzuckerspiegels verursacht wie Saccharose. Dafür hat sie aber andere negative Wirkungen. Der Körper dirigiert Fruktose direkt zur Leber, um Fette zu bilden. Dadurch hebt sie den Cholesterin- und Triglyceridspiegel und fördert die Ausschüttung von Insulin und Cortisol. Sie verursacht zwar keinen Anstieg des Blutzuckerspiegels, kann aber dennoch Insulinresistenz verursachen.

Ganz anders verhält es sich mit dem Fruchtzucker, den man beim Verzehr ganzer Früchte zusammen mit den natürlichen Faserstoffen und den Vitaminen und Mineralien zu sich nimmt.

## Rund um Obst und Gemüse

Obst ist gesund, liefert viele wertvolle Vitamine und Mineralien sowie Antioxidanzien, die vor Zellschäden schützen und den Alterungsprozess verlangsamen. Früchte enthalten aber viel Fruktose (Fruchtzucker). Um den Blutzuckerspiegel unter Kontrolle zu halten, ist es sinnvoll, sich hauptsächlich auf langsam verdauliche Obstsorten zu beschränken (siehe Kasten).

- **Bananen und Weintrauben** sind besonders schnell verdaulich, darum sollte man sie nur selten essen und immer mit Proteinen, z. B. Nüssen, kombinieren.

- Auch **Trockenfrüchte** sollte man wegen des höheren Fruchtzuckergehalts nur sparsam und immer in Verbindung mit Proteinen genießen (z. B. Studentenfutter als Zwischenmahlzeit).
- Ich empfehle auch, während der ersten vier Wochen der Ernährungsumstellung **auf Fruchtsaft zu verzichten** oder ihn nur stark verdünnt zu den Mahlzeiten zu trinken. Ein Glas Orangensaft mag die Vitamine aus acht Orangen enthalten, doch besser ist es, ganze Früchte zu essen, weil die Faserstoffe die Verdauung verlangsamen.
- In den ersten drei Monaten sollten Sie möglichst **auf Kartoffeln und Süßkartoffeln verzichten.** Denn deren hoher Stärkeanteil wird ebenfalls leicht in Zucker umgewandelt.

## Wissenswertes über Weizen

Das Getreide enthält viel Amylopektin, die verbreitetste Form von Stärke. Sie ist schneller verdaulich und wirkt weniger positiv auf den Insulinhaushalt als Amylose (resistente Stärke, siehe Seite 67). Obwohl Weizen-Vollkornbrot besser ist als Weißbrot, sollten Sie auf Weizen ganz verzichten und stattdessen Brot und Nudeln aus anderem Getreide wie Roggen oder Mais wählen, wenn Sie Ihr Fettpolster zügig abbauen wollen. Weizen enthält ein Protein namens Gluten, das im Verdauungstrakt eine klebrige Substanz bildet (wie der klebrige Brei aus Mehl und Wasser). Weil diese klebrige Substanz schwer verdaulich ist, fördert sie die Vermehrung schädlicher Bakterien, die toxische Stoffe abgeben und Blähungen verursachen können.

## Kohlenhydrate auf einen Blick

| Langsam verdaubare Kohlenhydrate | Schnell verdaubare Kohlenhydrate |
|---|---|
| Getreide & Co. (Vollkornweizen, Roggen, Hafer und Haferflocken, Naturreis, Gerste, Mais, Quinoa, Hirse) | Raffiniertes Getreide (Weißmehl, Kuchen, Kekse, Weißbrot, Pasteten, Instant-Haferflocken, weißer Reis) |
| Hülsenfrüchte (Linsen, Kidneybohnen, Sojabohnen etc.) | Weißer und brauner Zucker, Glukose, Honig, Ahornsirup |
| Gemüse (auch Buchweizen, der botanisch kein Getreide ist) | Kartoffeln und Süßkartoffeln |
| Obst, vor allem Beerenfrüchte, Kirschen, Äpfel, Birnen, Zitrusfrüchte | Bananen, Trockenfrüchte, Weintrauben, Fruchtsäfte |

### Nicht jeder verträgt Gluten

Im Extremfall kann dies zur Zöliakie führen, einer Unverträglichkeit gegen Gluten, das in Getreide wie Weizen, Roggen, Gerste und Hafer enthalten ist. Man hat festgestellt, dass sich bei Zöliakie-Betroffenen in der Darmflora weiße Blutkörperchen befinden, die darauf programmiert sind, Gluten als Fremdstoff zu erkennen und eine Abwehrreaktion auszulösen. Typisch für Zöliakie ist Gewichtsverlust durch Durchfall, der dazu führt, dass wichtige Vitamine und Mineralien nicht vom Körper aufgenommen werden. Wer an häufigem Durchfall leidet, sollte unbedingt mit seinem Arzt über dieses Problem sprechen. Moderne Weizensorten haben einen hohen Glutengehalt. Dies ist das Resultat von züchterischen Eingriffen, um die Massenproduktion einfacher und billiger zu machen. Wer häufig an Verdauungsproblemen wie Aufstoßen, Darmträgheit, Verstopfung, Blähungen oder Völlegefühl leidet, sollte einmal eine Woche lang ganz auf Weizen verzichten und beobachten, ob sich der Zustand verändert. Achten Sie auch auf Weizenprodukte in Suppen und Saucen. Steht »Stärke« auf dem Etikett, haben Sie es höchstwahrscheinlich mit raffinierter Weizenstärke zu tun.
Fühlen Sie sich ohne Weizen wohler, probieren Sie einmal Grünkern. Dieses Getreide gilt als Vorfahr des modernen Weizens, enthält viel weniger Gluten und wird auch von vielen Menschen gut vertragen, die mit Weizen Probleme haben.

## Kleie, kritisch betrachtet

Glauben Sie nicht, Sie können weiter Weißbrot essen und als Ausgleich einfach Kleie zu anderen Mahlzeiten geben.

Technisch gesehen, ist Kleie ein raffiniertes Lebensmittel, weil sie vom ganzen Korn abgelöst und solo verkauft wird. Sie enthält so genannte Phytate, die nach dem Verzehr wertvolle Mineralien (Kalzium, Zink, Magnesium und andere) wie ein Magnet anziehen. Diese Mineralien, die für die Gesundheit wichtig sind, werden mit der Kleie ungenutzt ausgeschieden. Kleie wird zwar oft bei Darmträgheit eingesetzt, doch sie kann das Verdauungssystem reizen, Blähungen und sogar Symptome des Reizdarmsyndroms verursachen. Besser: Verzehren Sie Kleie in der Form, wie sie von der Natur geliefert wird: als Teil des ganzen Korns, beispielsweise in Vollkornbrot.

### Von gesunden und ungesunden Kohlenhydraten

Wir wissen, dass Frauen mit einem hohen Kohlenhydratverzehr ein höheres Brustkrebsrisiko tragen. Bei Frauen, die ihre tägliche Kalorienzufuhr zu 57 Prozent oder mehr durch Kohlenhydrate decken, liegt die Gefahr mehr als doppelt so hoch.[7] Saccharose und Fruktose erwiesen sich als besonders risikoträchtig. Der höhere Insulinspiegel, der durch die Zuckerstoffe verursacht wird, fördert die Zellteilung und lässt den Östrogenspiegel ansteigen. In

dieser Studie wurden Faserstoffe mit einem verringerten Risiko in Zusammenhang gebracht, weil sie die Aufnahme der Kohlenhydrate verlangsamen.
Wir könnten die schnell und langsam verdaulichen Kohlenhydrate nun als »gut« und »schlecht« klassifizieren. Ich finde es aber sinnvoller, sie als gesund und ungesund zu betrachten. Ungesunde Kohlenhydrate fördern die Fettbildung um die Körpermitte mit all ihren Folgerisiken (siehe Kapitel 3). Gesunde Kohlenhydrate tun das nicht. Das wurde eindeutig in einer Studie nachgewiesen, in der zwei Gruppen von Ratten eine identische Ernährung mit einem 69-prozentigen Anteil von Kohlenhydraten gefüttert wurden. Eine Gruppe erhielt langsam verdauliche Kohlenhydrate, die andere schnell verdauliche. Nach 18 Wochen hatte die Gruppe mit den schnell verdaulichen Kohlenhydraten 71 Prozent Fett zugenommen – und zwar hauptsächlich um die Körpermitte. Die Wissenschaftler hatten Ratten mit Apfelfigur geschaffen. Eine zweite Studie an Mäusen brachte noch deutlichere Ergebnisse. Hier lag die Fettzunahme bei einer Ernährung mit leicht verdaulichen Kohlenhydraten bei 93 Prozent.[8]

## Nützlich: resistente Stärke

**Nicht alle Vollkorngetreide verhalten sich im Körper gleich. Als resistente Stärke bezeichnen Fachleute eine Stärke, die Magensäure und Verdauungsenzymen widersteht und nahezu unverändert bis in den Dickdarm gelangt. Sie entzieht sich also der Verdauung und Absorption im Dünndarm. So wirkt sie ähnlich wie ein Ballaststoff, indem sie das Volumen des Darminhalts vergrößert und der Darmflora als Nährboden dient. Eine solche resistente Stärke ist Amylose, die in Hülsenfrüchten und Haferflocken enthalten ist und die die Insulinausschüttung wirkungsvoll verlangsamt.[9]**

### Wählen Sie richtig!

Natürlich braucht der Körper Kohlenhydrate, immerhin bilden sie seine bevorzugte Energiequelle. Es kommt aber darauf an, die richtigen zu wählen und bei jeder Mahlzeit mit Proteinen zu kombinieren. Vor allem das Gehirn braucht Kohlenhydrate. Denn man fühlt sich deprimiert, übellaunig, unkonzentriert oder »benebelt«, wenn man zu wenige zu sich nimmt. Aus diesem Grund rate ich von kohlenhydratarmen Diäten ab. Das Problem ist nur, dass wir uns in unserer Kultur daran gewöhnt haben, viele Kohlenhydrate zu essen – und leider meist die falsche Sorte.
Reduziert man den Kohlenhydratverzehr nur zwei Wochen lang zu stark, schüttet die Schilddrüse weniger Hormone aus, was sich auf den Stoffwechsel auswirkt. Zu wenige Kohlenhydrate lassen auch den Blutzuckerspiegel absinken, sodass Adrenalin ausgeschüttet wird, um ihn auszugleichen. Dadurch steigt wiederum der Cortisolspiegel. Und wie wir wissen, fördert ein hoher Cortisolspiegel die Bildung von Fettdepots um Bauch und Taille, was sich wiederum auf die Schilddrüsenfunktion auswirkt. Ein Teufelskreis!

## Süßstoff macht Lust auf Süßes

Lebensmittel und Getränke mit der Bezeichnung »zuckerarm«, »kalorienarm« oder »Diät« enthalten meist künstliche Süßstoffe wie Aspartam. Solche Süßstoffe sind auch in Chips, Eiscreme, Saucen, Instant-Nudeln und einigen Medikamenten enthalten. Lesen Sie den Beipackzettel!

Es ist ein verbreiteter Irrtum, dass künstliche Süßstoffe beim Abnehmen helfen. Sie liefern zwar kaum Kalorien, können aber die Lust auf »Süßes« verstärken. Es gibt viele verschiedene Süßstoffe, darunter Saccharin (der älteste Süßstoff), Cyclamat, Acetosulfam, Sucralose und Aspartam, der zu den meistverwendeten Süßstoffen gehört. Aspartam ist 180-mal süßer als Zucker und besteht aus den beiden Aminosäuren Asparaginsäure und Phenylalanin. Personen, die an der Stoffwechselkrankheit Phenylketonurie (PKU) leiden, dürfen diesen Süßstoff nicht verwenden.

# 5. Eiweiß nicht vergessen!

Proteine sind ein wesentlicher Nahrungsbestandteil, weil sie das Baumaterial für Zellen, Muskeln, Knochen, Haare, Haut und Nägel liefern. Proteine setzen sich aus 25 Aminosäuren zusammen, von denen acht als »essenziell« bezeichnet werden, weil wir sie mit der Nahrung aufnehmen müssen. Die übrigen 17 Aminosäuren produziert der Körper selbst.

Weil Muskeln aus Proteinen bestehen, muss man ausreichend Eiweiß zu sich nehmen, um ihre Substanz zu erhalten. Denken Sie daran, dass Muskeln auch den Stoffwechsel ankurbeln und dadurch helfen, das Fett um die Körpermitte abzuschmelzen. Proteine gehören zu jeder Mahlzeit, denn sie verlangsamen den Transport der Nahrung aus dem Magen in den nächsten Abschnitt des Verdauungstraktes. Dadurch verlangsamen sie auch die Kohlenhydratverdauung. Indem man zu einem Kohlenhydrat tierisches oder pflanzliches Eiweiß verzehrt, verwandelt man es in ein langsam verdauliches Kohlenhydrat, und das ist wünschenswert. Um für Proteine zu sorgen, genügt es schon, morgens auf das Müsli Nüsse oder Körner zu streuen und magere Milchprodukte zu verwenden. (siehe Menüvorschläge in Kapitel 9).

### Achten Sie auf Ausgewogenheit!

Ausgewogenheit ist auch bei der Kombination von Proteinen, Kohlenhydraten und Fetten wichtig. Und natürlich widerspricht mein Ansatz, zu jeder Mahlzeit Proteine zu essen, der Grundregel der Trennkost.

Das Prinzip der Trennkost ist, Kohlenhydrate und Proteine grundsätzlich nur zu getrennten Mahlzeiten zu essen, weil zur Verdauung unterschiedliche Enzyme notwendig sind. Bei gemeinsamem Verzehr wird der nicht verdaute Nahrungsanteil angeblich zuerst im Darm abgelagert, wo er durch Gärung Blähungen verursacht. Dadurch kann er nicht mehr vollständig in Energie umgewandelt werden und wird stattdessen als Fett gespeichert.

Obwohl es für dieses Ernährungskonzept noch keine stichhaltige wissenschaftliche Grundlage gibt, nehmen manche Menschen dadurch ab. Möglicherweise verkleinern sie unbewusst ihre Portionen. Ich möchte aber betonen, dass Trennkost bei Menschen mit Apfelfigur nur die Blutzuckerschwankungen verstärkt, und zwar vor allem nach den Kohlenhydratmahlzeiten.

Proteine dagegen regulieren die Insulinausschüttung, weil sie die Verdauung verlangsamen. Außerdem regen sie die Produktion des Fett verbrennenden Hormons Glukagon an. Glukagon wird – wie Insulin – von der Bauchspeicheldrüse produziert. Es erhöht den Blutzuckerspiegel, indem es den Körper anregt, Fettdepots in Energie umzuwandeln.

## Nicht übertreiben!

Proteine sind zwar sehr wichtig, dürfen aber meiner Meinung nach nicht den Hauptteil der Ernährung ausmachen. Langfristig ist eine eiweißlastige Ernährung nicht nur ungesund, sie kann sogar gefährlich sein.

Erhält der Körper zu wenig Kohlenhydrate, gewinnt er Energie aus seinen Glykogenvorräten. Weil aber jedes Gramm Glykogen vier Gramm Wasser bindet, verliert man bei einer kohlenhydratarmen Ernährung sehr schnell Gewicht. Allerdings handelt es sich überwiegend um Wasser und nur wenig Fett. Erst wenn die Glykogenspeicher völlig leer sind, greift der Körper seine Fettzellen an.

Bei zu hoher Kohlenhydratzufuhr kann eine Stoffwechselstörung namens Ketose auftreten. Weil nicht genügend Kohlenhydrate zur Verfügung stehen, muss der Körper Fett in Energie umwandeln. Dabei entstehen, wie bei Diabetes mellitus, Ketone. Der Körper verzehrt sich buchstäblich selbst, um am Leben zu bleiben. Er wandelt nicht nur Fett in Energie um, sondern baut auch Muskelmasse ab. Ketone haben weitere Nebeneffekte wie z. B. Mundgeruch, Konzentrationsschwäche, Stimmungsschwankungen und Gedächtnisstörungen.

Wer meint, dass das ein geringer Preis für einen Traumkörper sei, sollte bedenken, dass sich durch eine eiweißlastige Ernährung auch Stickstoff im Körper ansammelt. Stickstoff ist ein Abfallprodukt der Proteinverdauung, das normalerweise von Leber und Nieren verarbeitet und über den Urin ausgeschieden wird. Bei einer zu hohen Proteinzufuhr werden Leber und Nieren der Stickstoffmenge aber nicht mehr Herr und können Schaden nehmen.

## Empfehlenswertes Eiweiß

- Achten Sie generell auf hochwertige Proteine.
- Ich empfehle Fisch (möglichst nicht aus Massenzucht), Bio-Freilandeier, fettarme Milchprodukte, Hülsenfrüchte, Nüsse und Körner.
- Von rotem Fleisch rate ich ab, weil es viele gesättigte Fette enthält und zur Entstehung von Herzkrankheiten und Verdauungsbeschwerden beitragen kann. Wählen Sie z. B. Hähnchenfilet.

## Eiweißquellen für Vegetarier

Früher nahm man an, Vegetarier müssten bei jeder Mahlzeit verschiedene Lebensmittel kombinieren, um sich mit allen acht essenziellen Aminosäuren zu versorgen.
Heute wissen wir, dass es genügt, durch die Zusammenstellung der Lebensmittel über den Tag für diese Aminosäuren zu sorgen. Daher ist es wichtig, dass im Lauf des Tages verschiedene Hülsenfrüchte, Nüsse, Samen und Getreide verzehrt werden.
**Soja** gilt als »Komplettprotein«, weil es alle essenziellen Aminosäuren enthält. Ich rate dazu, Sojaprodukte in Bio-Qualität zu verwenden, um sicherzugehen, dass sie nicht genetisch verändert sind. Ideal sind die traditionellen Sojaprodukte asiatischer Kulturen, etwa Tofu, Miso, weizenfreie Sojasauce (Etikett!) und Tempeh. Vermeiden Sie Lebensmittel mit Sojaprotein-Isolat. Denn dabei handelt es sich um ein industriell verarbeitetes Produkt, das der Sojabohne nicht mehr ähnelt und meist auch Spuren von Aluminium und Nitraten enthält. Etwa 60 Prozent der industriell hergestellten Lebensmittel enthalten Soja (z. B. Brot, Kekse, Pizza, Babynahrung), meist jedoch in Form von Sojaprotein-Isolat anstelle ganzer Sojabohnen. Um ein vollwertiges Sojaprodukt von einem Isolatprodukt zu unterscheiden, muss man die Packungsaufschrift gründlich lesen.
Eine gute Eiweißquelle für Vegetarier ist **Quinoa**. Die Samen, die wie Getreide verwendet werden, enthalten neben Proteinen auch viele Vitamine und Mineralien.
**Algen** sind für Vegetarier und Nicht-Vegetarier eine gute Wahl, weil sie kalorienarm sind, aber sehr viele Mineralien enthalten, darunter Zink, Mangan, Chrom, Selen, Kalzium, Magnesium, Eisen und vor allem Jod. Jod ist wichtig für die gesunde Schilddrüsenfunktion und somit letztlich für den Stoffwechsel. Zu den bekanntesten Algensorten gehören Nori, Kombu, und Aram (getrocknet in Asia- oder Bio-Läden).

## Warum Milch Probleme machen kann

Laktose-Intoleranz ist auf dem Vormarsch. Betroffen sind heute etwa 15 Prozent der weißen Westeuropäer und Amerikaner, aber 70 bis 90 Prozent der Asiaten, Afrikaner und amerikanischen Indianer, weil bei ihnen die Produktion des zur Milchverdauung erforderlichen Enzyms Laktase nach der Kindheit aufhört. Symptome einer Laktose-Intoleranz können von leichten Verdauungsbeschwerden wie Blähungen bis zu schwerem Durchfall und Bauchschmerzen führen. Wenn Sie den Verdacht haben, betroffen zu sein, verzichten Sie einmal eine Woche lang auf Milchprodukte und beobachten Sie, ob die Symptome verschwinden. Ein guter Ersatz zu Frischmilch ist Sojamilch, aber auch Joghurt und Käse, denn die Laktose wird während der Fermentation durch Enzyme aufgebrochen. Folglich ist der Milchzucker Laktose in Joghurt und Käse nicht enthalten.

## 6. Greifen Sie zu essenziellen Fettsäuren!

Viele Menschen meinen zwar »Fett macht fett«, doch inzwischen ist den meisten wahrscheinlich klar, dass die eigentlichen Übeltäter Zucker und raffinierte Kohlenhydrate in Speisen und Getränken sind. Diese regen die Produktion des Fettspeicherhormons Insulin an und fördern die Ausschüttung von Stresshormonen, die dick machen.

Studien der Harvard School of Public Health haben bestätigt, dass eine fettarme Ernährung keinen nennenswerten Gewichtsverlust bewirkt. Dr. Walter Willett erklärt sogar, dass »fettreiche Ernährung nicht die Hauptursache für das gesellschaftliche Problem Übergewicht ist«[10] und dass »die Forderung zur radikalen Fettreduzierung die Bemühungen um die Gewichtskontrolle und die Allgemeingesundheit eher behindert«.[11] Die Studie legt nahe, dass die Überbewertung einer fettarmen Ernährung letztlich ein Irrweg war. Dies folgern die Wissenschafter daraus, dass der Fettverzehr (vor allem in den USA) in den letzten zwanzig Jahren erheblich abgenommen hat, während die Zahl der übergewichtigen Menschen deutlich angestiegen ist.

### Schlechte Fette

Schädliche – gesättigte – Fette sind in Kokosfett, Butter, Schmalz und fetten Fleischwaren enthalten. Es besteht kein Zweifel daran, dass gesättigte Fette der Gesamtgesundheit schaden, indem sie das Risiko von Herzerkrankungen und Darmkrebs erhöhen. Außerdem steigern sie die Gefahr einer Insulinresistenz, weil sie die Zellmembranen verhärten, sodass diese weniger empfänglich für Insulin sind. Besonders gefährlich sind gesättigte Fette aber in Verbindung mit raffinierten Kohlenhydraten und Zucker (beispielsweise im Burger mit weichem Weizenbrötchen). Sie erhöhen den Cholesterin- und Trigyceridspiegel (Blutfette) und vergrößern dadurch das Risiko für Herz- und Schlaganfall.

### Gute Fette

Wer sich langfristig fettarm ernährt, nimmt zwar wenig gesättigte Fette zu sich, riskiert aber dabei einen Mangel der ungesättigten Fette, die auch als essenzielle Fettsäuren bezeichnet werden. Wie der Name »essenziell« verrät, sind sie für die Gesundheit notwendig. Sie sind in Nüssen, Samen, pflanzlichen Ölen und fettem Fisch enthalten und müssen über die Nahrung aufgenommen werden, weil der Körper sie nicht selbst herstellen kann.

**Fett wirkt in Verbindung mit Kohlenhydraten** genau wie Eiweiß: Beide verlangsamen die Kohlenhydratverdauung. Isst man also (ungesättigtes) Fett zu einer Kohlenhydratportion, erhöht man den **Wert der Ernährung.**

Dazu genügt es schon, gehackte Nüsse und Samen, z. B. Lein- oder Sesamsamen aufs morgendliche Müsli zu streuen. Nüsse und Samen sind doppelt gut, weil sie sowohl Proteine als auch essenzielle Fette enthalten. Sie können auch direkt vor dem Servieren hochwertiges, kalt gepresstes Sesam-, Sonnenblumen- oder Olivenöl aus biologischem Anbau über geröstetes oder gegrilltes Gemüse träufeln.

## Lebenswichtige Fettsäuren

Ein Mangel an essenziellen Fettsäuren kann folgende Auswirkungen haben:

- **Probleme beim Abnehmen**
- **trockene Haut**
- **rissige Haut an Fersen und Fingerspitzen**
- **Haarausfall, Schuppen und glanzloses Haar**
- **schlechte Wundheilung**
- **Depressionen**
- **Reizbarkeit**
- **weiche oder brüchige Nägel**
- **Allergien**
- **trockene Augen**
- **Antriebslosigkeit**
- **Gelenkschmerzen**
- **Müdigkeit**
- **Bluthochdruck**
- **Arthritis**
- **prämenstruelles Syndrom (PMS)**
- **Brustspannen**

Viele Frauen, die ich in meiner Klinik behandelt habe, litten an solchen Beschwerden. Sie räumten ein, dass sie weder hochwertige Pflanzenöle, Nüsse noch Körner, fetten Fisch oder Avocados essen. Warum? Weil sie fürchteten, davon zuzunehmen. Aber statt durch den Fettverzicht abzunehmen, hatten sie mit lästigen Mangelerscheinungen zu kämpfen.

Essenzielle Fettsäuren sind wichtig, denn sie verzögern die Entleerung des Magens und verlangsamen so die Kohlenhydratverdauung:

- **Sie regen den Stoffwechsel an**
- **Sie lindern Insulinresistenz**
- **Sie reduzieren entzündliche Prozesse**

## Helfer beim Abnehmen

Essenzielle Fette erleichtern das Abnehmen, weil sie den Stoffwechsel ankurbeln. Besonders hilfreich sind die Omega-3-Fettsäuren, weil sie den Blutzucker in die Glykogenspeicher befördern, wo er als Brennstoff verwertet und nicht als Depotfett gespeichert wird. Außerdem regen sie den Fett- und Cholesterinstoffwechsel an, sodass weniger Substanz vorhanden ist, die Ihre Arterien verstopfen könnte. Im Jahr 2000 wurde in den USA eine Studie an

### Wie Omega-3-Fettsäuren gegen Insulinresistenz wirken

Omega-3-Fettsäuren sind notwendig für die gesunde Funktion der Zellmembranen, die zu 60 Prozent aus Fett bestehen. Das Fett hält die Membranen durchlässig und geschmeidig, sodass ihre Rezeptoren sensibler auf Insulin reagieren können. Insulinrezeptoren befinden sich im äußeren Bereich der Zellen, sodass sie den Zellen den Zugang zum Insulin im Blutstrom ermöglichen. Hat die Zelle optimalen Zugang zum Insulin, kann sie die Glukose aus dem Blut in Energie umwandeln.

85 000 Frauen durchgeführt. Sie ergab, dass bei Frauen, die einmal wöchentlich essenzielle Fettsäuren aus Fisch zu sich nahmen, die Gefahr von Herzinfarkten um 20 Prozent niedriger lag als bei Frauen, die nur einmal im Monat Fisch aßen. Bei Frauen, die fünfmal wöchentlich Fisch aßen, war das Risiko, an einem Herzanfall zu sterben, nur noch halb so hoch.[12]

Essenzielle Fettsäuren unterstützen den Abbau des Schwimmrings, indem sie der Insulinresistenz entgegenwirken. Außerdem regen sie die Tätigkeit der Gehirnzellen an, sodass die Neurotransmitter ihre Funktion reibungslos erfüllen können, und beugen dadurch Depressionen vor.

Und schließlich reduzieren essenzielle Fettsäuren entzündliche Prozesse, indem sie die Prostaglandinproduktion regulieren. Das ist sehr hilfreich, denn der Fettgürtel um die Körpermitte führt zu einer unterschwelligen Entzündung und hindert auch dadurch den Körper daran, das Insulin optimal auszunutzen.

## Besonders nützlich: Omega-3-Fettsäuren

Der Körper braucht die essenziellen Fettsäuren zur Produktion von Prostaglandinen (hormonähnlichen Substanzen). Diese tragen zur Reduzierung von Entzündungen bei, regulieren das Immunsystem und reduzieren eine übermäßige Blutgerinnung.

Leider kann der Körper aber auch »schlechtes« Prostaglandin produzieren, das Entzündungen verursacht. PGE2 wird als »schlechtes« Prostaglandin eingestuft, weil es Entzündungen und die Blutgerinnung verstärkt fördert. PGE1 und PGE3 gelten als »gute« Prostaglandine, weil sie entzündungshemmend wirken, Blutpfropfen verhindern und den Blutdruck senken.

In der Grafik auf Seite 75 ist zu erkennen, dass die Omega-3-Fettsäure (Alpha-Linolensäure) aus fettem Fisch, Leinsamen, Walnüssen, Soja, Kürbiskernen und grünem Blattgemüse in »gutes« PGE3 umgewandelt wird. Die Omega-6-Fettsäuren (Linolsäure) aus Nüssen und Samen kann jedoch in »gutes« PGE1 oder in »schlechtes« PGE2 umgewandelt werden.

Bei einem hohen Insulinspiegel stellt der Körper die Umwandlung von Omega-3-Fettsäuren in PGE1 ein und produziert stattdessen mehr »schlechtes« PGE2. Dadurch werden entzündliche Prozesse gefördert, die wiederum den Körper an der Ausnutzung des Insulins hindern. Dies verstärkt die Entzündung – so entsteht ein weiterer Teufelskreis, durch den sich die Polster um Bauch und Taille vergrößern können.

### Einfach gut: Olivenöl

**Olivenöl ist reich an einfach ungesättigten Fettsäuren, senkt den LDL-Spiegel (»schlechtes« Cholesterin) und erhöht den HDL-Spiegel (»gutes« Cholesterin). So erklärt sich, dass in Mittelmeerländern, in denen täglich Olivenöl genossen wird, Herzkrankheiten seltener vorkommen. Um Omega-3- und Omega-6-Fettsäuren in ausgewogenem Verhältnis zu sich zu nehmen, sollten Sie vorzugsweise Olivenöl verwenden. Sonnenblumenöl und andere Öle haben einen höheren Gehalt an Omega-6-Fettsäuren.**

Dieser Teufelskreis lässt sich mit mehreren Mitteln durchbrechen. Am sichersten ist der Erfolg, wenn Sie alle Mittel gemeinsam einsetzen.

## Was Sie tun können

- Aus der Grafik nebenan können Sie ersehen, dass der Körper ein Enzym einsetzt, um Omega-6-Fettsäuren in GLA und Omega-3-Fettsäuren in EPA und DHA umzuwandeln. Diese Umwandlung wird aber häufig **durch Stresshormone und Insulin blockiert.** Also gilt es, den Stress unbedingt zu reduzieren (siehe Kapitel 7).
- Der Körper braucht für die Umwandlung Vitamin $B_6$, Magnesium, Zink und Biotin. Die vorübergehende Einnahme von entsprechenden Nahrungsergänzungsmitteln kann hier sinnvoll sein. (siehe Kapitel 5). Je stärker Sie unter Stress stehen, desto höher ist **der Bedarf des Körpers an verschiedenen Vitaminen und Mineralien.** Und je stärker die Mangelerscheinungen sind, desto schlechter vollzieht sich die Umwandlung der essenziellen Fettsäuren.
- Bei hohem Insulinspiegel werden die Omega-6-Fettsäuren in Arachidonsäure und anschließend in »schlechtes« Prostaglandin PGE2 umgewandelt. Wenn Sie die in diesem Buch gegebenen Empfehlungen beherzigen, werden Sie Ihren **Insulinspiegel senken,** sodass ein geringerer Teil der Omega-6-Fettsäuren in »schlechtes«, inflammatorisches Prostaglandin umgewandelt wird.
- Wenn Sie **mehr Omega-3-Fettsäuren** zu sich nehmen, wird nicht nur mehr entzündungshemmendes PGE3 produziert, sondern auch die Umwandlung der Omega-6-Fettsäuren in Arachidonsäure verhindert. Früher sorgte unsere Ernährung für ein ausgewogenes Verhältnis der Omega-3- und Omega-6-Fettsäuren. Heute enthält die typische westliche Ernährung aber fast zehnmal mehr Omega-6-Fettsäuren (durch den vermehrten Verzehr von Pflanzenölen und Samen) als Omega-3-Fettsäuren (fetter Fisch, Soja, Leinsamen). Das heißt, unsere alltägliche Ernährung führt zu einem höheren Spiegel der »schlechten«, entzündungsfördernden Prostaglandine.

**Meine Empfehlung:** Erhöhen Sie drei Monate lang gezielt die Aufnahme von **Omega-3-Fettsäuren** durch ein Nahrungsergänzungsmittel (siehe Kapitel 5). So bringen Sie die Fettverbrennung auf Touren.

Aber auch zwei bis drei Portionen fetter Fisch pro Woche – wie beispielsweise Lachs, Hering, Makrele oder Tunfisch – sorgen für eine ausreichende Versorgung mit Omega-3-Fettsäuren.

Vegetarier, die keinen Fisch essen, aber mit Polstern am Bauch kämpfen, haben es etwas schwerer. Stresshormone blockieren die Umwandlung von Omega-3-Fettsäuren in Leinsamen, Soja oder Walnüssen. Darum ist es wichtig, die Empfehlungen in diesem Buch zu beherzigen, um den Cortisolspiegel zu regulieren. Studien haben ergeben, dass die Umwandlungsrate von Omega-3-Fettsäuren höher ist, wenn man den Verzehr von Omega-6-Fettsäuren einschränkt.[13] Bevorzugen Sie darum Nüsse und Samen, die sowohl Proteine als auch essenzielle Fettsäuren enthalten, statt Ihren Bedarf an essenziellen Fettsäuren mit Pflanzenölen zu decken.

# Essenzielle Fettsäuren

**Omega-6-Fettsäuren**

Linolsäure
(aus Sonnenblumenkernen, Sesamsaat, Walnüssen, Leinsamen, Soja)

**Omega-3-Fettsäuren**

Alpha-Linolensäure
(aus Leinsamen, Walnüssen, Kürbiskernen, Soja und grünem Blattgemüse)

Zink, Magnesium, Vitamin $B_6$ und Biotin werden für den nächsten Verwertungsschritt benötigt

**Hoher Insulinspiegel und Stress blockieren die Umwandlung**

**werden umgewandelt in**

Gamma-Linolensäure (GLA)
(enthalten in Nachtkerzenöl und Borretschöl)

**werden umgewandelt in**

Eicosapentaensäure (EPA)
(enthalten in fettem Fisch)

Braucht Vitamin C und Vitamin $B_3$ zur Umwandlung in

Arachidonsäure

Braucht Vitamin C und Vitamin $B_3$ zur Umwandlung in

**PGE1**

»gutes« Prostaglandin

anti-inflammatorisch

**PGE2**

»schlechtes« Prostaglandin

verursacht Entzündung

**PGE3**

»gutes« Prostaglandin

anti-inflammatorisch

**DHA**

wichtig für die Gehirn- und Herzfunktion

## Meiden Sie Trans-Fettsäuren – die größten Übeltäter

Gesättigte Fette sind schädlich, aber Trans-Fettsäuren sind noch schlimmer. Sie entstehen, wenn Wasserstoff unter Druck und bei hoher Temperatur durch mehrfach ungesättigte Fette wie Sonnenblumenöl geleitet wird. Dadurch wird die Molekularstruktur des Öls verändert. Es wird gehärtet, streichfähig (für Margarine) und ist länger haltbar. Solche Trans-Fettsäuren sind in fast allen industriell hergestellten Lebensmitteln sowie Kuchen und Keksen enthalten. Auf dem Etikett werden sie meist als gehärtetes Pflanzenfett bezeichnet.

Nach dem Verzehr verwandeln sich Trans-Fettsäuren im Darm in eine plastikartige Substanz, die der Körper nur schwer abbauen kann. Sie verhindern die Aufnahme essenzieller Fettsäuren aus der Nahrung und erhöhen dadurch das Infarktrisiko. Meiden Sie gehärtetes Fett!

## Vom richtigen Umgang mit Speiseöl

Wenn Öl überhitzt wird, direktem Sonnenlicht ausgesetzt ist oder mehrmals verwendet wird, kann es schnell oxidieren. Dabei werden hoch reaktive chemische Bestandteile frei, die so genannten freien Radikale. Diese erhöhen das Risiko von Krebs, Erkrankungen der Herzkranzgefäße und rheumatoider Arthritis. Außerdem begünstigen sie die vorzeitige Alterung, indem sie gesunde Zellen schädigen und das Collagen angreifen (den »Zement«, der die Zellen zusammenhält).

Um das zu vermeiden, sollten Sie grundsätzlich kaltgepresstes, unraffiniertes Pflanzenöl oder naturreines Olivenöl (extra vergine, siehe Seite 73) verwenden. Leider werden die meisten im Supermarkt erhältlichen Öle unter Hitzeeinwirkung und Zusatz von Chemikalien hergestellt, dadurch leiden Qualität und Nährwert.

- Bevorzugen Sie Öle aus biologischer Produktion.
- Bewahren Sie sie an einem dunklen Platz auf.
- Mehrfach ungesättigte Fette wie Sonnenblumenöl sollten Sie zum Braten nicht verwenden, weil sie beim Erhitzen instabil werden. Besser sind Olivenöl oder Butter. Einfach ungesättigtes Olivenöl bildet weniger leicht freie Radikale. Bei Butter kann dies gar nicht passieren, weil sie ein gesättigtes Fett ist.
- Garen Sie bei möglichst niedriger Temperatur. Statt Speisen zu braten, sollten Sie sie lieber backen, dämpfen oder grillen.

Eine Studie ergab, dass Menschen, die häufig Trans-Fettsäuren zu sich nahmen, einen um 21 Prozent niedrigeren HDL-Spiegel (»gutes« Cholesterin«) hatten.[14] Trans-Fettsäuren erhöhen zudem den LDL-Spiegel (»schlechtes« Cholesterin), und interessanterweise werden die LDL-Moleküle umso kleiner, je höher der Verzehr an Trans-Fettsäuren ist. Das ist sehr gefährlich, weil sich die Moleküle an den Arterienwänden ablagern und Arteriosklerose verursachen.[15]
Trans-Fettsäuren erhöhen zudem das Risiko einer Insulinresistenz, weil sie die Zellmembranen verhärten und auf diese Weise weniger aufnahmefähig für Insulin machen. Neue Studien bringen sie auch mit dem Risiko für Diabetes Typ 2 in Zusammenhang.[16]

### Margarine – was steckt drin?

Lesen Sie immer die Packungsaufschriften. Steht beispielsweise auf einem Margarinebecher »aus Sonnenblumenöl«, so kann das trotzdem bedeuten, dass das Öl durch den Härtungsprozess bis zur Unkenntlichkeit verändert wurde. Ich persönlich empfehle, anstelle normaler Margarine lieber kleine Mengen Bio-Butter oder Margarine aus ungehärteten Fetten zu verwenden.
Schauen Sie sich die Liste der Inhaltsstoffe auf der Verpackung genau an und lassen Sie Produkte mit gehärteten Pflanzenfetten lieber im Supermarktregal stehen. Am besten wählen Sie Bio-Produkte.
Im Jahre 2004 verbot die dänische Regierung den Verkauf von Ölen und Fetten mit einem Gehalt von mehr als 2 Prozent Trans-Fettsäuren. Es wäre sehr wünschenswert, wenn andere Länder diesem Beispiel folgen würden.

## 7. Essen Sie nicht in Eile!

Damit mein Ernährungsprogramm Erfolg bringen kann, sollten Sie Ihren Cortisolspiegel in den Griff bekommen, denn er ist hauptsächlich für die Bildung von Fettdepots um die Körpermitte verantwortlich. Sie müssen den Blutzuckerspiegel stabilisieren und so die Ausschüttung von Stresshormonen reduzieren. So signalisieren Sie Ihrem Körper, dass Sie nicht unter Stress stehen. Die Tipps in Kapitel 7 werden Ihnen dabei helfen.
Für Ihren Körper spielt es keine Rolle, ob Stressreaktionen innere (Blutzuckerschwankungen) oder äußere (Termindruck) Ursachen haben. Beide führen letztlich zur Gewichtszunahme um die Taille.

> Wenn Sie **Ihre Mahlzeiten** immer in Eile zu sich nehmen, signalisieren Sie Ihrem Körper, **dass Sie keine Zeit haben,** unter Druck stehen, gestresst sind.

Wir wissen aber, dass unter Stress die Verdauung verlangsamt wird, weil der Körper die Energie anderweitig einsetzt. Ihm ist es wichtiger, Ihr Leben zu retten, statt eine Klappstulle zu verdauen. Völlegefühl und Blähungen sind die Folge, denn die Nahrung bleibt unverdaut im Darm und beginnt zu vergären. Es geht also darum, dem Körper andere Signale zu geben. Lassen Sie ihn wissen, dass alles in Ordnung ist. Nur dann kann das Verdauungssystem seine Funktion optimal erfüllen und alle lebenswichtigen Vitamine und Mineralien aus der Nahrung aufnehmen.

### Zeit zum Genießen

Damit Ihr Körper das Essen nicht als Stress empfindet, sollten Sie sich immer zu den Mahlzeiten hinsetzen und sich Zeit und Ruhe nehmen. Selbst wenn Sie nur 10 Minuten übrig haben, nehmen Sie Platz, kauen Sie gründlich, kommen Sie zur Ruhe und genießen Sie die Mahlzeit. Schaufeln Sie das Essen nicht einfach hinein.

Zwischenmahlzeiten darf man gelegentlich auch einmal »nebenbei« essen, weil die Mengen kleiner sind. Außerdem ist es sinnvoll, alle drei Stunden eine Kleinigkeit zu sich zu nehmen, damit der Blutzuckerspiegel stabil bleibt.

Gründliches Kauen ist immer wichtig, weil die Verdauung bereits im Mund beginnt. So erhalten die anderen Teile des Verdauungssystems Gelegenheit, sich für ihre jeweiligen Funktionen bereitzumachen. Wenn Sie nicht gründlich kauen, ist das Verdauungssystem nicht startbereit, und die Nahrungsmoleküle, die in den Magen gelangen, sind so groß, dass er sie nicht optimal verwerten kann.

### Langsam satt

**Langsames Essen hat den Nebeneffekt, dass man die Mengen leichter kontrollieren kann. Vom ersten Bissen an dauert es etwa 20 Minuten, bis das Gehirn die Meldung »satt« gibt. Isst man langsam, hat man bis zu diesem Signal schlichtweg weniger Nahrung aufgenommen. Schlingt man das Essen hastig hinunter, verzehrt man leicht mehr als nötig, ehe das Gehirn reagiert. Hunger und Appetit sind nicht das Gleiche!**

## 8. Achten Sie darauf, was Sie trinken!

Um den Cortisolspiegel zu regulieren, sollten Sie Lebensmittel meiden, die einen schnellen Anstieg des Blutzuckerspiegels verursachen. Das bezieht sich nicht nur auf Speisen, sondern auch auf Getränke.

### Koffein, nein danke!

Kaffee, schwarzer Tee, grüner Tee, Kakao, Cola und andere Erfrischungsgetränke sowie einige Medikamente (z.B. gegen Kopfschmerzen) und sogar Schokolade enthalten Koffein. Obwohl es vielen Menschen nicht bewusst ist: Kaffee und Tee machen nicht nur dick, sie fördern vor allem die Bildung von Depotfett um Bauch und Taille.

Koffein ist ein Stimulans, das den Körper zur Cortisolausschüttung veranlasst. Dadurch wiederum wird die Insulinausschüttung ausgelöst. Mit der Zeit kann Koffein den Körper resistent gegen Insulin machen, sodass er Glukose in Fett umwandelt und um die Körpermitte ablagert.

Forscher vermuten, dass Koffein bei Nicht-Diabetikern die Insulinsensibilität um 15 Prozent herabsetzt.[17] Außerdem erhöht Koffein den Spiegel der ungebundenen »schlechten« Fettsäuren im Blut und auch den Adrenalinspiegel. Es wird geschätzt, dass die Reduzierung der Insulinsensibilität durch Koffein ungefähr der

Steigerung der Insulinsensibilität durch Medikamente wie Metformin entspricht. Daraus ergibt sich, dass manche Patienten solche Medikamente gar nicht bräuchten, wenn sie auf Koffein verzichteten. Es kann aber auch bedeuten, dass das Koffein die Wirkung des Medikaments zunichte macht.[18] (Warnhinweis: Setzen Sie niemals Medikamente ohne Rücksprache mit Ihrem Arzt ab!)
Eine Studie veröffentlichte ihre Ergebnisse sogar unter dem Titel »Koffein: eine Ursache für Insulinresistenz?«.[19]

Wer **Fettpolster in der Körpermitte** abbauen will, sollte unbedingt auf Koffein verzichten. Denn durch den Genuss koffeinhaltiger Getränke signalisiert man dem Körper, dass eine Stresssituation vorliegt und er **Fettreserven** anlegen muss.

Damit der Körper sich von diesen Reserven wieder trennt, sollten Sie koffeinhaltige Getränke stehen lassen. Die Verwertung von koffeinhaltigen Getränken verursacht dem Körper Stress. In einer Studie wurden zwei Gruppen von Männern verglichen. Eine Gruppe erhielt eine Koffeindosis, die zwei bis drei Tassen Kaffee entsprach, die andere musste schwierige Aufgaben erledigen. Es stellte sich heraus, dass das Koffein einen ebenso starken Anstieg der Stresshormone (z. B. Cortisol) verursachte wie das Bewältigen einer Stresssituation.[20]

## Vorsicht Suchtgefahr!

Hinzu kommt, dass Koffein süchtig macht. Kaffee und Tee wirken wie Drogen: Lässt die stimulierende Wirkung nach, möchte man schnell »nachtanken« – und schon beginnt die Achterbahnfahrt. Jeder kennt das Nachmittagstief und das Gefühl, dass man den Rest des Tages nur mit einer Tasse Kaffee und einem Keks übersteht. Gibt man dann noch Zucker in den Kaffee, wird die Berg-und-Talfahrt umso extremer und der Körper leidet noch stärker.
Koffein wirkt schnell und durchdringt die Blut-Gehirn-Barriere leicht. Man nimmt an, dass »eine Stunde nach dem Genuss einer Tasse Kaffee das Koffein alle Körperzellen erreicht hat und dass Spuren in allen Körperflüssigkeiten enthalten sind«.[21]

## Gefährlicher Muntermacher

Koffein blockiert den Neurotransmitter Adenosin, der mit Depressionen, Verlangsamung der Magentätigkeit und des Pulses und einer generellen Absenkung der Nervenaktivität in Zusammenhang gebracht wird.[22] Dadurch erhöht Koffein den Puls, den Blutdruck und die Magenaktivität. Gleichzeitig verstärkt es (genau wie Amphetamine und Kokain) den Neurotransmitter Dopamin.[23]
Weil Koffein wie eine Droge wirkt, kann es bei plötzlichem, totalem Verzicht zu Entzugserscheinungen wie Kopfschmerzen, Übelkeit, Müdigkeit, Muskelkrämpfen und Depressionen kommen. Um solche Beschwerden zu vermeiden, sollten Sie Ihren Koffeinkonsum langsam über einige Wochen reduzieren. Ersetzen Sie zuerst die halbe, später die ganze tägliche Kaffeemenge durch entkoffeinierten Kaffee. Dieser enthält zwar kein Koffein, doch andere Stimulanzien (Theobromin und Theophyllin), die ihm beim Entkoffeinieren nicht entzogen werden. Darum sollten Sie sich nach der ersten Umstellung langfristig komplett auf andere Getränke wie Kräutertee oder Getreidekaffee umstellen.

### Auch Cola ist ein Suchtmittel

Colagetränke dürfen als Suchtmittel nicht unterschätzt werden. Ich habe Frauen kennen gelernt, die täglich acht Dosen tranken! Weil Colagetränke neben Koffein oft auch enorme Zuckermengen enthalten, sollte man sie vom täglichen Speiseplan verbannen – allmählich, um Entzugserscheinungen zu vermeiden.

## Schoko-Kick

**Auch Schokolade und Kakao sind mit Vorsicht zu genießen, weil sie ebenfalls Koffein enthalten. Dunkle Bio-Schokolade ist leider keine Alternative. Sie enthält zwar weniger Zucker, dafür aber mehr Kakao – und folglich mehr Koffein.**

### Grünes Licht für grünen Tee

Dass Ihr Körper beginnt, seine Fettreserven »loszulassen«, erkennen Sie daran, dass der Drang nach einer Tasse Kaffee oder Tee ausbleibt. Nachdem Sie vier Wochen lang auf Koffein verzichtet haben, könnten Sie grünen Tee trinken oder ein Nahrungsergänzungsmittel mit Grüntee-Extrakt verwenden (siehe Kapitel 5).

Grüner Tee wird aus unfermentierten Blättern hergestellt. Er enthält zwar Koffein, aber auch wertvolle Antioxidanzien (so genannte Polyphenole), die vor Krebserkrankungen schützen[24], den Cholesterinspiegel senken und gleichzeitig den HDL-Spiegel (gutes« Cholesterin) erhöhen.[25] In einer Studie über die Wirkung von Polyphenolen auf Gewicht und Körperfett wurde festgestellt, dass Testpersonen nach zwölfwöchiger Einnahme von Grüntee-Extrakt einen deutlich geringeren Bauchumfang, einen niedrigeren BMI und weniger Körperfett hatten.

### Erfrischungsgetränke: Zucker pur!

Alkoholfreie Getränke enthalten häufig Stärkesirup mit einem hohen Fruchtzuckeranteil. Der Genuss wird als eine der Ursachen für das zunehmende Übergewicht in den USA betrachtet.[26] Im Grunde handelt es sich bei diesen Getränken um Zucker in flüssiger Form, der sehr schnell in die Blutbahn gelangt, Blutzuckerschwankungen und die Bildung von Fettdepots verursacht. Es ist aber auch nicht sinnvoll, stattdessen auf Erfrischungsgetränke mit künstlichen Süßstoffen auszuweichen, weil diese den Appetit auf »Süßes« anregen können.

### Fruchtsäfte: Maßvoll genießen!

Wer die Polster um Bauch und Taille abbauen möchte, muss auch mit Fruchtsäften vorsichtig sein. Säfte enthalten viel Fruchtzucker, der schnell ins Blut geht, aber keine Faserstoffe. Ich empfehle, während der ersten vier Wochen ganz auf Fruchtsäfte zu verzichten und sie danach nur 1:1 mit Wasser oder sprudelndem Mineralwasser verdünnt zu trinken. Um die Absorption des Fruchtzuckers zu verlangsamen, sollten Sie Saft nur zu Mahlzeiten oder Zwischenmahlzeiten trinken.

Studieren Sie auch die Etiketten der Flaschen und Tetra-Paks. Fruchtsaftgetränke und Fruchtnektare sind meist keine reinen Fruchtsäfte. Manche von ihnen enthalten nur 5 Prozent reinen Fruchtsaft und 95 Prozent andere Stoffe.

## Auf Alkohol verzichten

Der »Bierbauch« ist das beste Beispiel für eine Apfelfigur. Bier (flüssige Kohlenhydrate) gelangt sehr schnell in die Blutbahn, verursacht die Ausschüttung von Cortisol und Insulin und fördert so allmählich die Entstehung einer Insulinresistenz. Wer die Fettröllchen um den Bauch verlieren will, muss einige Wochen ganz auf Alkohol verzichten. Wenn Sie einem gelegentlichen Schluck gar nicht widerstehen können, denken Sie daran, dass Wein weniger schädlich ist als Bier und dass Hochprozentiges – in Bezug auf die Bildung von Fettdepots – die geringste Wirkung hat.

Alkohol fügt Ihrem Körper aber in anderer Hinsicht Schaden zu. Er stört die Nährstoffaufnahme des Körpers und führt so auf lange Sicht zu Mangelerscheinungen, vor allem an Zink, Kalzium, Magnesium, Vitamin C und der Vitamine der B-Gruppe. Vor allem die B-Vitamine unterstützen den Körper dabei, Stress-Situationen zu bewältigen. Doch dazu mehr Informationen im folgenden Kapitel.

Alkohol stört außerdem auch die Verdauung der essenziellen Fettsäuren, die zur Produktion der »guten«, entzündungshemmenden Prostaglandine (siehe Seite 75) notwendig sind.

Alkohol wirkt (wie Kaffee) entwässernd und bewirkt Dehydrierung. Für den Körper ist Wassermangel – ebenso wie Nährstoffmangel – eine bedrohliche Stress-Situation, auf die er mit Ausschüttung von Cortisol reagiert.

## Was die Leber leisten muss

Die Leber ist das Entgiftungsorgan des Körpers. Sie ist nicht nur für Genussgifte wie Alkohol zuständig, sondern auch für den Abbau von Hormonen und Stoffwechselabfallprodukten. Als größtes Organ des Körpers spielt sie außerdem eine Rolle für den Fettstoffwechsel (Aufnahme, Emulgierung, Transport und Speicherung), die Produktion von Gallenflüssigkeit, den Eiweißstoffwechsel, die Produktion von Cholesterin, von Fibrinogen (notwendig für die Blutgerinnung), von Enzymen und natürlich für die Regulierung des Blutzuckerspiegels.

Die Leber hat so viele wichtige Aufgaben, dass man sie nicht unnötig mit dem Abbau von Alkohol belasten sollte. Bedenkt man weiterhin die Auswirkungen von chronischem Stress, wird klar, dass die Leber durch ihre vielen Funktionen leicht überlastet werden kann und dann ihren Anforderungen nicht mehr gerecht wird. Ein weiterer Aspekt ist die Cholesterinproduktion der Leber, zumal Cholesterin die Ausschüttung von Stresshormonen fördert. Registriert Ihre Leber also Stress – sei es durch Blutzuckerschwankungen oder durch Arbeitsbelastung – produziert sie umso mehr Cholesterin.

Gönnen Sie der Leber eine Auszeit. **Verzichten Sie** einige Wochen lang ganz **auf Alkohol.** Stattdessen könnten Sie Ihre Leber gezielt durch Einnahme von Kräutern und Nahrungsergänzungsmitteln stärken.

Wenn sich Alkoholgenuss gar nicht vermeiden lässt, etwa bei wichtigen beruflichen oder privaten Feiern, essen Sie sich vorher satt. Denn eine Mahlzeit, die Fette oder Öle enthält, verlangsamt die Absorption des Alkohols. Allerdings ist Alkohol auf nüchternen Magen natürlich grundsätzlich nicht ratsam.

## Klarer Favorit: Wasser

Wasser ist für alle Körperfunktionen absolut unerlässlich. Es wird für Verdauung, Absorption, Kreislauf und Ausscheidung benötigt. Menschen können zwar bis zu fünf Wochen ohne Nahrung überleben, kommen aber nur fünf Tage ohne Wasser aus. Unser Körper besteht zu 70 Prozent aus Wasser, und jeder Tropfen wird gebraucht, um Nährstoffe und Abfallprodukte in die Zellen und wieder hinaus zu transportieren, Abfallstoffe aus dem Körper zu befördern und die Körpertemperatur zu regulieren.

Die wenigsten Menschen trinken ausreichend Wasser. Sechs Gläser pro Tag sollten es mindestens sein. Probieren Sie einmal heißes Wasser mit einer Zitronenscheibe zum Frühstück: Das ist wunderbar erfrischend und tut auch der Leber sehr gut. Kräutertee zählt bei der Wasserbilanz mit, andere Getränke wie Kaffee oder schwarzer Tee jedoch nicht.

Leitungswasser ist manchmal nicht empfehlenswert, weil es in einigen Gegenden Kontaminierungen enthält, beispielsweise Arsen oder Blei und Kupfer aus Rohrleitungen. Auch Chemikalien wie Pestizide und Düngemittel können ins Trinkwasser gelangen.

Ein Filter, entweder fest unter dem Hahn installiert oder als separates Gerät, ist hilfreich, entfernt aber nicht alle Verunreinigungen. Einige Filter reduzieren auch den Gehalt des Wassers an Xenoestrogenen (Fremd-Östrogen).

## Kleine Wasserkunde

Supermärkte bieten viele Sorten Mineralwasser an. Bevorzugen Sie generell Wasser in Glasflaschen, denn Plastik kann Xenoestrogene an den Flascheninhalt abgeben.

- **Quellwasser:** Wird aus einer oder mehreren unterirdischen Quellen gewonnen und meist behandelt, z. B. gefiltert oder gemischt.
- **Natürliches Mineralwasser:** Wird ohne weitere Behandlung abgefüllt und muss aus einer offiziell anerkannten Quelle stammen, Reinheitsstandards erfüllen und auf dem Etikett die enthaltenen Mineralien auflisten. Mit natürlicher Kohlensäure stammt es aus einer unterirdischen Quelle, deren Wasser Kohlendioxid enthält. Heißt es auf dem Etikett »mit Kohlensäure versetzt«, so wurde Kohlendioxid zugesetzt.
- **Aromatisierte Mineralwässer:** Enthalten oft Zucker oder künstliche Zusätze.

## 9. Ändern Sie Ihre Einstellung!

In diesem Kapitel geht es um Ihre grundsätzliche Einstellung zum Essen und Trinken – und um mögliche Veränderungen. Das Wort »Diät« klingt immer nach einer vorübergehenden Maßnahme, aber genau darum geht es mir nicht. Wer seine Figur grundlegend verändern möchte, sollte Essgewohnheiten und Lebensstil grundsätzlich überprüfen. Im Idealfall finden Sie einen Weg, gesunde und zugleich genussvolle Ernährung so in den Alltag zu integrieren, dass sie einfach zur Selbstverständlichkeit wird.
Das bedeutet nicht, dass Sie von nun an nur noch Mungobohnen essen sollen. Versuchen Sie, 80 Prozent der Zeit gesund zu essen, um die Fettdepots am Bauch einzuschmelzen, aber gönnen Sie sich 20 Prozent »Luft« für menschliche Schwächen.

### Denken Sie positiv über sich!

Ich habe in meiner Klinik viele Frauen kennen gelernt, die im Zusammenhang mit Essen die Begriffe »richtig« und »falsch« verwenden. Solche Kategorien führen aber nur dazu, dass man sich selbst nach Kriterien wie Schuld und Versagen beurteilt. Behalten Sie lieber Ihr Ziel im Auge und denken Sie positiv.
Reden Sie sich selbst gut zu – Ihr Unterbewusstsein glaubt, was es hört. Aus Gedanken wie »Ich werde meinen Bauch ja doch nicht los« werden nur allzu leicht Prophezeiungen, die sich selbst erfüllen. Machen Sie sich lieber bewusst, was Sie an sich schätzen, und freuen Sie sich darauf, dass der Lieblingsrock bald nicht mehr kneifen, und Ihre Bluse nicht mehr spannen wird.

### Raus aus der Routine!

**Ändern Sie eingefahrene Gewohnheiten:**

- Auch wenn Sie als Kind etwas anderes gelernt haben: Sie müssen den Teller nicht unbedingt leer essen. Verkehren Sie diese alte Gewohnheit einfach in ihr Gegenteil.
- Gewöhnen Sie sich an, jedes Mal etwas auf dem Teller zu lassen. Sie werden weniger essen, ohne dass es Ihnen eigentlich bewusst wird.
- Essen Sie auch nicht die Reste der Kinder – vor allem nicht am späten Nachmittag, wenn Ihr eigenes Abendessen erst um acht geplant ist.

### Lohn der Mühe

Wenn Sie sich einige Wochen lang nach meinem Plan ernährt haben, werden Sie besser aussehen und sich besser fühlen. Die Apfelfigur, die Sie seit Jahren stört, verschwindet allmählich. Sie fühlen sich gesünder und schwungvoller. Außerdem tun Sie viel für Ihre künftige Gesundheit und beugen späteren Krankheiten vor.

### Gesünder leben – besser leben

Übergewicht ist nicht nur in England ein schwer wiegendes Problem (siehe Kasten auf Seite 84). Wir leben in einer Zeit, in der degenerative Krankheiten Epidemiecharakter haben. Krankheiten wie Krebs,

Diabetes, Erkrankungen der Herzkranzgefäße, Arthritis und Autoimmunerkrankungen nehmen zu und führen immer häufiger zu Behinderungen, Arbeitsunfähigkeit und Tod. In der westlichen Welt sterben nur noch sehr wenige Menschen an Altersschwäche. Wir sterben an schleichenden Krankheiten, die nichts mit »natürlicher« Alterung zu tun haben, sondern die Folge der stiefmütterlichen Behandlung sind, die wir unserem Körper über Jahre hinweg angedeihen lassen. Im Westen ist Arthritis bei älteren Menschen sehr verbreitet, tritt aber in anderen Kulturen nicht in diesem Maße auf. Sollen wir die Krankheit nur deswegen hinnehmen, weil sie so häufig ist? Meiner Meinung nach nicht.

1976 wurde in den USA eine groß angelegte Studie an 85 000 Krankenschwestern und -pflegern begonnen, die gezeigt hat, welche Verbesserungen allein durch einen gesunden Lebensstil möglich sind. Die Studie hat bewiesen, dass sagenhafte 83 Prozent der Herzkrankheiten allein durch Beherzigen von fünf einfachen Regeln vermeidbar sind.[27]

## Plädoyer für eine schlankere Nation

Im Jahre 2004 veröffentlichten die drei größten medizinischen Institutionen Englands (das Royal College of Physicians, die Faculty of Public Health and das Royal College of Paediatrics and Child Health) einen Bericht unter dem Titel »Angestaute Probleme - ein medizinisches Plädoyer für eine schlankere Nation«. Darin wurde eine groß angelegte Strategie gefordert, um die Zunahme des Übergewichts zu stoppen und der Prognose entgegenzuwirken, dass in 15 Jahren jeder dritte Erwachsene übergewichtig sein würde. Der Report wies auf folgende Punkte hin:

- Zwischen 1980 und 2002 hat sich die Zahl der übergewichtigen Frauen verdreifacht (von 8 auf 23 Prozent).
- Englands Teenager sind die dicksten in Europa.
- Jeder vierte englische Teenager zwischen 13 und 17 Jahren hat leichtes bis starkes Übergewicht.
- Und auch 27 Prozent der englischen Kinder zwischen sieben und elf Jahren sind übergewichtig.

Es wurde ebenfalls darauf hingewiesen, dass 60 000 übergewichtige britische Kinder am metabolischen Syndrom (siehe Seite 30) leiden.

**Die fünf Regeln für einen gesünderen Lebensstil lauten:**

- **Nicht rauchen**
- **Normalgewicht halten (BMI unter 25)**
- **Sich regelmäßig bewegen (mindestens 30 Minuten am Tag)**
- **Nicht mehr als zwei alkoholische Getränke pro Tag trinken**
- **Auf eine gesunde Ernährung achten – mit wenig Trans-Fettsäuren wie etwa Margarine, einem höheren Anteil an mehrfach ungesättigten und gesättigten Fetten, viel Faserstoffen, reichlich Fisch und Folsäure.**

Ich stimme allen diesen Regeln zu, möchte aber betonen, dass es zur Gewichtsabnahme notwendig ist, für eine Weile auf Alkohol ganz zu verzichten. Die Forscher, die diese Studie begleiteten, untersuchten auch das Risiko für Diabetes Typ 2 und kamen zu dem Ergebnis, dass sich »durch einen gesunden Lebensstil die meisten Fälle von Diabetes Typ 2 vermeiden ließen«.[28]

## Es liegt an Ihnen

Solche Untersuchungen beweisen, dass Krankheiten wie Krebs, Erkrankungen der Herzkranzgefäße, Schlaganfall und Diabetes nicht zu den unvermeidlichen Risiken des Lebens gehören. Selbst bei erblicher Veranlagung kann man eine Menge zur Vorbeugung tun.

**Es liegt an Ihnen,** Ihre Ernährung und Ihren Lebensstil zu verändern. **Diese Verantwortung kann Ihnen niemand abnehmen.** Sie müssen sich bewusst entscheiden, Ihre Gesundheit in die Hand zu nehmen.

Das bedeutet auch, Beschwerden wie einen hohen Blutzucker- oder Cholesterinspiegel auf andere Weise als mit Medikamenten zu regulieren. Medikamente können Symptome lindern, ändern aber nichts an den Ursachen, etwa den Gründen, warum Ihr Körper zu viel Cholesterin produziert.

## Erreichen Sie Ihr Ziel in drei Monaten!

Dass Sie dieses Buch lesen, ist ein gutes Zeichen. Es bedeutet, dass Sie beginnen, eigenverantwortlich auf die Suche nach Alternativen zu Medikamenten zu gehen. Sie sollten sich aber darauf einstellen, dass es keine Patentrezepte mit Blitzwirkung gibt – weder zum Abbau der Fettpolster am Bauch noch zur Erhaltung der Gesundheit. Dennoch können Sie mit einer positiven Einstellung Ihr Ziel in nur drei Monaten erreichen. Dazu müssen Sie allerdings Ihre Ernährung und Ihren gesamten Lebensstil genau unter die Lupe nehmen (siehe Kapitel 7). Außerdem gibt es eine Reihe von speziellen Vitaminen, Mineralstoffen und Kräutern, die das Projekt »weg mit dem Bauch« erleichtern und beschleunigen können. Mehr dazu erfahren Sie von mir im nächsten Kapitel.

# Vitamine, Mineralstoffe und Kräuter

[ die beim Abspecken helfen können ]

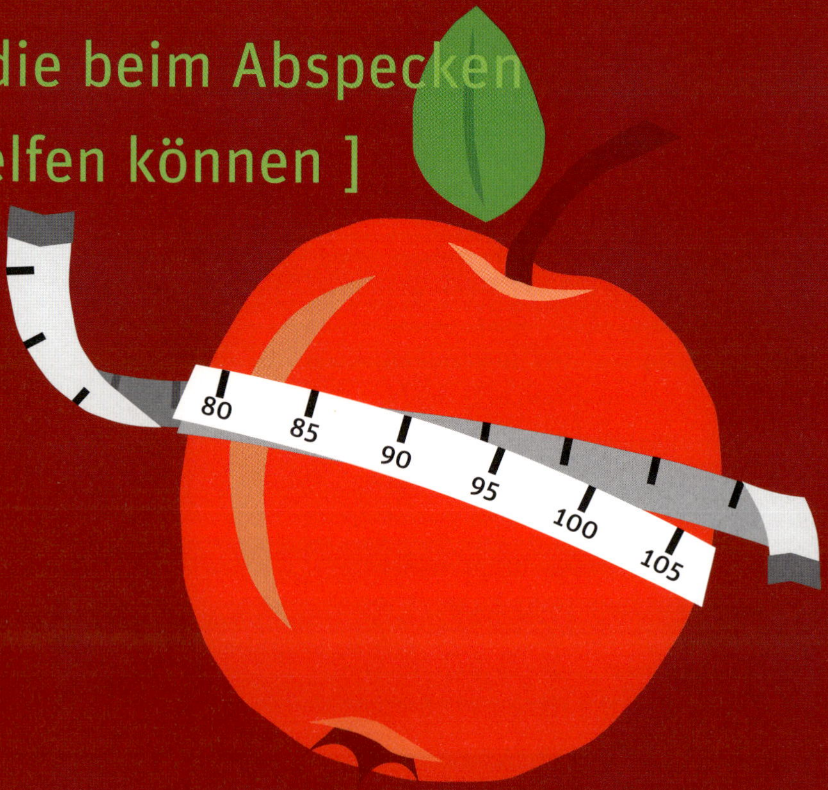

# Vitamine, Mineral- stoffe & Co.

Der Schwimmring um die Körpermitte entsteht **nicht über Nacht.** Die meisten Menschen mit Apfelfigur haben sich ganz allmählich und unbewusst ihre gesundheitsschädlichen Polster »erarbeitet«. Um sie wieder loszuwerden, braucht der Körper etwas Unterstützung.

## Helfer im Kampf gegen den Schwimmring

Um den Fettabbau anzukurbeln, geht es zunächst darum, die Blutzucker-Achterbahn zum Stillstand zu bringen. Das gelingt durch die Ernährungsumstellung, die in Kapitel 4 erklärt wird. Parallel dazu muss sich aber auch etwas am Lebensstil ändern. Nähere Informationen dazu erfahren Sie in Kapitel 7.

### Unterstützung für drei Monate

Weil der Organismus aber lange Zeit unter Dauerstress gestanden hat, wird er etwas Unterstützung brauchen, um seine sicheren Fettreserven bereitwillig herzugeben. Dieser Prozess kostet etwas Zeit. Etwa drei Monate braucht der Körper, um sich allmählich umzustellen. Nur bei einer langsamen Umstellung sind Ihre Erfolge auch von Dauer.

### Sinnvoller Einsatz von Nahrungsergänzungsmitteln

Einige Mediziner stehen Nahrungsergänzungsmitteln (kurz NEM genannt) skeptisch gegenüber. Es gibt jedoch eine Reihe von seriösen Studien, die für ihren Einsatz sprechen. Ich habe selbst sehr beeindruckende Ergebnisse gesehen. Ich habe Frauen mit verschiedenen Problemen behandelt, darunter auch eine Frau mit Tachykardie (Herzrasen). Ihr Hausarzt hatte sie an einen Kardiologen verwiesen, um festzustellen, ob eine gravierende

## Was kann Nahrungsergänzung leisten?

Werden Nahrungsergänzungsmittel kurzfristig sinnvoll eingesetzt, können sie

- die Insulinresistenz reduzieren, das heißt, die Insulinsensibilität des Körpers verbessern. So kann er das ausgeschüttete Insulin besser nutzen, um die Glukose im Blut abzubauen,
- die Nebennierendrüsen beruhigen und so die Hormonproduktion regulieren,
- die Verbrennung überschüssiger Fettreserven ankurbeln.

Erkrankung vorlag. Sie war mit dem Kommentar »kein Grund zur Beunruhigung« nach Hause geschickt worden, aber die Symptome dauerten an. Ich ging trotzdem davon aus, dass der beschleunigte Herzschlag eine Ursache haben musste. Trotz der Erleichterung darüber, dass die eigentliche Herzfunktion einwandfrei war, empfahl ich ein Ernährungsprogramm zur Regulierung der Stresshormone (siehe Kapitel 4), eine Veränderung der potenziellen Stressfaktoren im Alltag und eine Behandlung mit Nahrungsergänzungsmitteln, Kräutern und Heilpflanzen, die gezielt auf eine Beruhigung der Nebennierendrüsenfunktion abzielte. Nach drei Monaten waren die Symptome nahezu völlig verschwunden.

### Die Deutschen und ihre Ernährung

Deutsche essen zu viel, zu süß und zu fett. Das ist das Fazit des Ernährungsberichts von 2004. Der Bericht belegt erneut, dass unser Ernährungsverhalten nicht mit unserem Lebensstil zusammenpasst.

Die durchschnittliche Energiezufuhr ist im Verhältnis zu den körperlichen Aktivitäten nach wie vor zu hoch. Inzwischen wird in Deutschland zwar mehr Obst und Gemüse gegessen. Die täglichen 150 Gramm liegen dennoch weit hinter den Empfehlungen der Deutschen Gesellschaft für Ernährung (DGE), die 650 Gramm Obst und Gemüse pro Tag empfiehlt.

## Warum Nahrungsergänzungsmittel?

Es ist wissenschaftlich erwiesen, dass bestimmte Vitamine, Mineralstoffe, essenzielle Fettsäuren, Kräuter und andere Stoffe den Fettabbau unterstützen. So können Sie Ihre Apfelfigur schneller verändern als nur mit einer Ernährungsumstellung.
In diesem Kapitel lernen Sie die wichtigsten Nahrungsergänzungsmittel sowie Heilkräuter und -pflanzen kennen, die beim Fettabbau helfen können. Natürlich erfahren Sie auch alles Wesentliche über ihre Wirkungsweise.
Die Liste ist lang, aber das bedeutet nicht, dass Sie mit einem umfangreichen Einkaufszettel in die Apotheke gehen und alle einzeln kaufen müssen. Viele Mittel werden als Kombipräparate angeboten. Eine kurze Übersicht der von mir empfohlenen Mittel und Mengen finden Sie in Kapitel 9. Sie bekommen diese Mittel in Apotheken, aber auch in Drogerien und großen Supermärkten. Achten Sie auf die – meist klein gedruckte – genaue Angabe der Inhaltsstoffe. Oder lassen Sie sich in der Apotheke beraten.

### Nährstoffräuber Stress

Weil Ihr Körper über lange Zeit eine hohe Dosis Adrenalin und Cortisol ausgeschüttet hat, war sein Verbrauch an Vitaminen und Mineralstoffen höher als normal. Je länger Sie also unter Dauerstress gelebt

haben, desto stärker werden die Mangelerscheinungen des Körpers. Dabei geht es vor allem um Vitamin C, die Vitamine der B-Gruppe, Magnesium und Zink. Darum finde ich es wichtig, diese drei Monate lang in Form eines Präparats einzunehmen, um Mängel auszugleichen.
Damit Glukose in Energie (erwünschte Reaktion) und nicht in Fett (unerwünschte Reaktion) umgewandelt wird, sind verschiedene chemische Reaktionen nötig. Diese werden von Enzymen gesteuert, die wiederum abhängig von bestimmten Vitaminen und Mineralstoffen sind. Fehlen diese Stoffe, trennt sich der Körper nur schwer von seinen Fettdepots. Auch wenn Sie, wie so viele Frauen, über Jahre verschiedene Jo-Jo-Diäten ausprobiert, zu wenig gegessen, Diätdrinks zu sich genommen oder Appetitzügler geschluckt haben, leiden Sie höchstwahrscheinlich an Mangelerscheinungen.

## Unbedenkliche Nährstoffzufuhr

Auf den folgenden Seiten finden Sie Informationen und meine persönlichen Empfehlungen zu speziellen Mineralstoffen, Vitaminen, essenziellen Fettsäuren und Heilpflanzen, die den Fettabbau unterstützen können. Mit ihrer Hilfe können Sie Ihre Apfelfigur schneller verändern als nur mit einer Ernährungsumstellung.

Sind Sie unsicher, zu welchem Mittel oder Kombipräparat Sie greifen sollen? Bitte **klären Sie im Zweifelsfall die Einnahme** dieser Nahrungsergänzungsmittel unbedingt mit Ihrem Hausarzt ab.

## Am besten Natur

Wenn wir uns abwechslungsreich und vollwertig – mit einem hohen Anteil an pflanzlichen Lebensmitteln – ernähren, wird unser Nährstoffbedarf gedeckt. Die Deutsche Gesellschaft für Ernährung betont in ihren Empfehlungen, dass ein falsches Ernährungsverhalten durch die Verwendung von angereicherten Lebensmitteln oder Nahrungsergänzungsmitteln nicht ausgeglichen werden kann. Denn eine vollwertige Ernährung liefert nicht nur essenzielle Mikronährstoffe (etwa Vitamine und Spurenelemente), sondern auch so genannte Makronährstoffe (wie Fett, Eiweiß, Kohlenhydrate) im richtigen Verhältnis, dazu Ballaststoffe und sekundäre Pflanzenstoffe.

Allerdings räumt auch die DGE ein, dass Unverträglichkeiten oder Abneigungen gegen bestimmte Lebensmittel, einseitige Ernährung, unausgewogene Diäten, Krankheiten sowie hoher Alkohol- und Tabakkonsum eine ausreichende Versorgung mit essenziellen Nährstoffen gefährden können. In solchen Fällen und auch bei hoher Stressbelastung kann es sinnvoll sein, Nahrungsergänzungsmittel einzunehmen.

# Wirkungsvolle Mineralstoffe

Unser Körper braucht Mineralstoffe, um gut zu funktionieren. Einige beeinflussen auch Stoffwechsel oder Stressbewältigung. Die folgenden Mineralstoffe können uns im Kampf gegen den Schwimmring positiv unterstützen.

## Chrom

Chrom ist für den Abbau der Bauchpolster eines der wichtigsten Mineralien, denn es wird für den Zuckerstoffwechsel benötigt. Es unterstützt das Insulin beim Transport der Glukose in die Zellen. Ohne Chrom kann das Insulin den Blutzuckerspiegel nicht optimal regulieren und der Glukosespiegel steigt an.
Nur wenige Menschen nehmen ausreichend Chrom zu sich. Das Mineral ist in Getreide wie Hafer, Reis, Weizen, Mais und Roggen enthalten. Sobald diese Getreide aber raffiniert (also industriell zu Weißbrot, Kuchen, Keksen oder auch zu Nudeln verarbeitet) werden, geht das Chrom verloren. Hier haben wir es wieder mit einem Teufelskreis zu tun.
Chrom ist notwendig, um den Blutzuckerspiegel zu regulieren, aber in raffinierten Nahrungsmitteln ist es nicht enthalten. Dabei sind gerade die raffinierten Nahrungsmittel in hohem Maße für Schwankungen des Blutzuckerspiegels verantwortlich. Wenn raffinierte Mehle dazu in Kombination mit Zucker genossen werden, wird obendrein Chrom über Urin und Schweiß ausgeschieden.
Chrom spielt für die Gewichtsregulierung eine wichtige Rolle. Weil es den Hunger reduziert und Heißhungerattacken verhindert, ist es vor allem im Zusammenhang mit Übergewicht eingehend untersucht worden. Eine Studie hat ergeben, dass Testpersonen, die 10 Wochen lang Chrom einnahmen, durchschnittlich 1,9 Kilogramm abnahmen, während die Personen der Vergleichsgruppe, die ein Placebo erhielten, nur 0,2 Kilogramm verloren.[1]

**Chrom** hilft dem Körper dabei, eine Insulinresistenz zu überwinden. Denn es erhöht die Sensibilität der Zellen für Insulin.

Menschen mit einer zu niedrigen Chromversorgung neigen besonders zu Problemen mit der Glukoseverwertung und der Insulinregulierung.[2]
Weiterhin ist erwiesen, dass Chrom den Abbau von Blutfett und Cholesterin unterstützt. Chrommangel steht nicht nur in Zusammenhang mit hohem Blutzuckerspiegel, sondern auch mit einem hohen Cholesterinspiegel und der Bildung von Ablagerungen in den Arterien.[3] Menschen mit Diabetes Typ 2 leiden oft an Chrommangel.[4] Darum wird vermutet, dass dieser Mangel auch mit der allgemeinen Zunahme von Bluthochdruck, Diabetes und Übergewicht zu tun hat.[5] Chrom senkt nachweislich den Spiegel des Stresshormons Cortisol. Das wurde beispielsweise in Versuchen an Rindern und Schafen nachgewiesen, die bei den anstrengenden Langstreckentransporten in hohem Maße Cortisol das Stresshormon ausschütten.[6]

- **Meine Empfehlung:** Ich rate dazu, Chrom in Form von Polynicotinat einzunehmen, einer hefefreien Form, die an Niacin (Vitamin B3) gebunden ist.

Von Chrom in Form von Picolinat rate ich ab, denn dabei handelt es sich um ein synthetisches Produkt. Es ist nicht auszuschließen, dass Chrom-Picolinat in Zusammenhang mit DNS-Veränderungen, Leberfunktionsstörungen, Hautbläschen und Anämie steht.[7] Chrom-Polynicotinat verursacht keines dieser Probleme. Eine Studie gibt an: »An Niacin gebundenes Chrom ist nachweislich wirksamer und für den Organismus besser verfügbar. Toxische Nebenwirkungen sind nicht bekannt«.[8]

- **Warnung:** Diabetiker, die ständig Medikamente einnehmen, müssen vor der Einnahme von Chrompräparaten ihren Arzt befragen.

## Magnesium

Magnesium beruhigt die Nebennierendrüsen und fördert den Ausgleich des Blutzuckerspiegels, indem es die Ausschüttung und Wirkung von Insulin unterstützt. Diabetiker leiden oft an Magnesiummangel.[9] Je höher der Magnesiumspiegel, desto größer ist die Empfindlichkeit gegenüber Insulin (und das ist etwas Gutes). Es spricht viel für einen Zusammenhang zwischen Magnesiummangel und Insulinresistenz[10]. Eine auf sechs Jahre angelegte Studie an 12 000 Testpersonen ergab, dass die Teilnehmer mit der geringsten Magnesiumaufnahme ein 94-prozentiges Risiko für Diabetes Typ 2 trugen.[11]

Unter Stress sinkt der Magnesiumspiegel. Wer also **Polster um den Bauch** und einen hohen Cortisolspiegel hat, leidet wahrscheinlich an Magnesiummangel.

Ich habe viele Frauen kennen gelernt, die sich – vor allem während der Menopause – Sorgen über ihre Kalziumversorgung machten. Nach der Untersuchung ergab sich aber, dass die meisten nicht an Kalzium-, sondern an Magnesiummangel litten. Magnesium ist nicht nur für die Insulinproduktion wichtig, sondern hat auch mit der Energiegewinnung, der Knochengesundheit, der Blutgerinnung, der Muskelentspannung und der Regulierung des Herzrhythmus zu tun. Zudem senkt es nachweislich den Blutdruck, eine der Folgeerscheinungen einer Insulinresistenz. Neben Vitamin $B_6$, Zink und Biotin wird Magnesium auch für die Umwandlung der essenziellen Fettsäuren gebraucht, die antiinflammatorische Prostaglandine produzieren (siehe Seite 75).

- **Meine Empfehlung:** Wählen Sie Magnesiumcitrat, das der Körper leichter absorbieren kann als das preiswertere Magnesiumoxid.

## Zink

Zink wird für die Produktion von Stresshormonen, Insulin und Sexualhormonen benötigt, außerdem für den Erhalt einer gesunden Leberfunktion und für ein stabiles Immunsystem. Zink konzentriert sich in der Bauchspeicheldrüse (wo es die Insulinproduktion unterstützt), in der Leber, den Knochen, der Haut und den Nieren. Auch für den Geruchs- und Geschmackssinn ist es wesentlich.

Zink konzentriert sich außerdem in den Muskeln. Es wird vermutet, dass ein niedriger Zinkspiegel mit einer geringen Muskelmasse in Verbindung steht. Muskeln sind aber enorm wichtig (siehe Kapitel 6), weil sie die Fettverbrennung unterstützen.

Um die Figur in Form zu bringen, ist eine **gute Zinkversorgung** unerlässlich. Bei Zinkmangel kann das Insulin seine Aufgabe nicht optimal erfüllen und die **Glukose gelangt nicht in die Zellen.** Dadurch bleibt der Insulinspiegel langfristig hoch, es wird weiteres Insulin ausgeschüttet und mit der Zeit kommt es zur Insulinresistenz.

Zink wirkt auch auf das Hormon Leptin, das von den Fettzellen gebildet wird und den Appetit reguliert. Es signalisiert, wann wir genug Nahrung aufgenommen haben. Eine Studie hat ergeben, dass ein Zinkpräparat den Leptinspiegel erhöht[13] und darum vor allem den zahlreichen Menschen helfen kann, die dazu neigen, zu viel zu essen.

Andere Studien haben nachgewiesen, dass Zinkpräparate den Cortisolspiegel regulieren. Eine Gruppe von freiwilligen, gesunden Testpersonen setzte sich einem Belastungstest aus, der normalerweise den Cortisolspiegel in die Höhe treiben würde. Eine Dosis von nur 25 bis 50 mg Zink bewirkte hingegen eine deutliche Senkung des Cortisolspiegels.[14]

In Verbindung mit Vitamin $B_6$, Magnesium und Biotin unterstützt Zink die Umwandlung der essenziellen Fettsäuren, die anti-inflammatorische Prostaglandine produzieren und so den entzündlichen Effekten des Bauchfetts entgegenwirken.

Zinkmangel wird in Zusammenhang mit reduziertem Sexualtrieb gebracht, der auf Seite 18 auch als typisches Symptom von zu viel Stress genannt ist. Ein Zinkpräparat wirkt also nicht nur gegen den Schwimmring, sondern kann auch die Libido stärken.

- **Meine Empfehlung:** Zinkcitrat und -ascorbat sind vorzuziehen, weil der Körper sie leichter aufnehmen kann als Zinkoxid oder -sulfat.

### Mangan

Mangan hilft mit, dass unser Blutzuckerspiegel nicht schwankt und dass Vitamine vom Körper gut aufgenommen werden.

Mangan regt die Glykogenspeicherung in der Leber an, die für einen ausgewogenen Blutzuckerspiegel notwendig ist. Es ist außerdem wichtig für den Stoffwechsel, die gesunde Schilddrüsenfunktion und die optimale Ausnutzung von Vitamin C und der B-Gruppe.

Interessanterweise erkranken Meerschweinchen (die, wie Menschen, Vitamin C nicht selbst produzieren können) bei Manganmangel an Diabetes. Und bei Diabetikern ist der Manganspiegel nur ungefähr halb so hoch wie bei Nicht-Diabetikern.

- **Meine Empfehlung:** Ich rate zu Mangan entweder in Form von Citrat oder Ascorbat, weil der Körper diese Formen am besten absorbieren kann.

## Lebenswichtige Vitamine

Ohne Vitamine läuft nichts in unserem Körper. Sie haben Einfluss auf alle biologischen Vorgänge und können nicht selbst produziert werden. Ein Mangel kann weitreichende Folgen haben. Hier beschreibe ich einige Vitamine, die beim Abbau der Bauchpolster besonders hilfreich sein können.

## Vitamin C

Vitamin C kann mehr, als nur unsere Abwehrkraft gegen Erkältungen stärken. Es beeinflusst auch Fettverbrennung und unseren Stoffwechsel.

Es ist bekannt, dass Vitamin C mit dem Glukosestoffwechsel zu tun hat. Dem US-Zentrum für Krankheitsbekämpfung und Prävention (Centre for Disease Control and Prevention) zufolge haben Diabetiker einen bis zu 30 Prozent niedrigeren Vitamin-C-Spiegel als gesunde Menschen.[15] Man nimmt an, dass eine optimale Versorgung mit Vitamin C zur Regulierung des Blutzuckerspiegels und zur Verhütung von Diabetes beiträgt.[16]

Auch die Fettverbrennung um Bauch und Taille wird durch Vitamin C unterstützt.

Es ist erwiesen, dass Menschen mit guter **Vitamin-C-Versorgung** bei mäßiger Bewegung 30 Prozent **mehr Fett verbrennen** als Menschen mit Vitamin-C-Mangel. Vermutlich ist die Reduzierung der Fettverbrennung bei Vitamin-C-Mangel eine Sicherheitsmaßnahme des Körpers.[17]

Vitamin C ist wichtig für die Funktion der Nebennierendrüsen. Je mehr Cortisol ausgeschüttet wird, desto mehr Vitamin C braucht der Körper – und desto mehr Vitamin C wird mit dem Urin ausgeschieden. Denken Sie daran, dass der Körper nicht zwischen den Stressursachen unterscheiden kann. Psychischer Stress (z. B. Verkehrsstau) und körperlicher Stress (z. B. Blutzuckerschwankungen) verursachen die gleiche Reaktion – und kosten gleich viel Vitamin C. Wer also gegen Erkältung Vitamin C einnimmt, unterstützt damit auch seine Nebennierendrüsen bei der Bewältigung des körperlichen Stresses, der in diesem Fall durch die Infektion ausgelöst wird.

Vitamin C ist ein wasserlösliches Vitamin (im Gegensatz zu Vitamin E und anderen, die fettlöslich sind). Es wird mithilfe des Insulins in die Zellen transportiert. Kann das Insulin infolge einer Insulinresistenz seine Aufgabe nicht optimal erfüllen, besteht letztlich die Gefahr eines Vitamin-C-Mangels. Weil Vitamin C und Glukose sich in ihrer Molekularstruktur sehr ähnlich sind, nimmt man auch an, dass sie bei Insulinresistenz miteinander in Konkurrenz treten, wenn es um den Transport in die Zellen geht. Insofern kann die Insulinresistenz verhindern, dass der Körper Vitamin C und Glukose sinnvoll nutzt. Dies ist vermutlich der Grund dafür, dass Diabetiker häufig an Vitamin-C-Mangel leiden.

Verschiedene Studien haben nachgewiesen, dass sich bei Menschen in Stress-Situationen (z. B. Operationen oder sportliche Leistungsprüfungen) der Cortisolspiegel durch Vitamin-C-Gaben schnell wieder normalisierte. In einer Studie erhielten Marathonläufer eine Woche lang 1 500 mg Vitamin C täglich und hatten damit einen um bis zu 30 Prozent niedrigeren Cortisolspiegel als die Vergleichspersonen, die ein Placebo erhielten.[18]

Vitamin C senkt ferner den Cholesterinspiegel und den Blutdruck, zwei Folgeerscheinungen der Insulinresistenz (siehe Seite 38).[19]

- **Meine Empfehlung:** Ich rate dazu, Vitamin C zusammen mit Flavonoiden einzunehmen. Es sind hochwirksame Antioxidanzien mit entzündungshemmender Wirkung – sehr wichtig, damit

Ihr Körper sich von dem Fett um den Bauch trennt, das er als schwache Entzündung bewertet.

Fast alle Säugetiere – ausgenommen nur Menschen, Affen und Meerschweinchen – produzieren Vitamin C selbst. Wir aber müssen es mit der Nahrung aufnehmen, und das machen wir leider nicht sehr gut. Nur ungefähr 15 Prozent der Frauen nehmen die empfohlenen fünf Portionen Obst und Gemüse täglich zu sich.[20]

Als Nahrungsergänzung empfehle ich Vitamin-C-Präparate in Form von Ascorbat, das weniger sauer ist als die übliche Ascorbinsäure. Schon die empfohlene Tagesdosis deutscher Ernährungswissenschaftler von 100 mg reicht aus, um einen Vitamin-C-Mangel zu verhindern. Sie genügt aber definitiv nicht, um die Gesundheit zu stabilisieren und den Fettabbau um Bauch und Taille anzukurbeln.

## B-Vitamine

Die wasserlöslichen B-Vitamine sind allgemein auch als »Stressvitamine« bekannt. Sie sind besonders wichtig, wenn es darum geht, die Nebennierendrüsen zu stärken und zu beruhigen.

**Vitamin $B_5$** (Pantothensäure) ist für die Nebennierendrüsen besonders hilfreich. Bei Dauerstress steigt der Bedarf des Körpers an diesem Vitamin, weil er es für die Produktion der Stresshormone Adrenalin und Cortisol benötigt. Vitamin $B_5$ fördert die Umwandlung von Glukose in Energie. Es ist in allen Körperzellen vertreten, jedoch in besonders hoher Konzentration in denen der Nebennierendrüsen, weil es für deren Hormonproduktion eine so wichtige Rolle spielt.

Auch **Vitamin $B_3$** (Niacin) ist für die gesunde Funktion der Nebennierendrüsen notwendig. Zudem unterstützt es die Energiegewinnung aus Kohlenhydraten und reguliert gemeinsam mit Chrom den Blutzuckerspiegel. Chrom in Form eines Polynicotinats ist an Vitamin $B_3$ gebunden und deshalb besonders nützlich für unseren Blutzuckerspiegel und die Nebennierendrüsen.

**B-Vitamine** werden für den **Glukosestoffwechsel** gebraucht. Sie wirken deshalb besonders positiv auf den Blutzuckerspiegel.

Eines der B-Vitamine, die für die Synthese von Glukose wichtig sind, ist **Biotin,** das nachweislich auch den **Glukosespiegel bei Menschen** mit Diabetes Typ 2 stabilisiert.[21]

Außerdem wird **Biotin** für die Gesundheit von Haut und Haaren benötigt.

**Vitamin $B_6$** ist für die Energiegewinnung und den Stoffwechsel der essenziellen Fettsäuren wichtig. **Folsäure** ist ein weiteres bedeutendes B-Vitamin, das zusammen mit Vitamin $B_6$ und **Vitamin $B_{12}$** eine Substanz namens Homocystein reguliert. Dabei handelt es sich um ein toxisches Abfallprodukt, das beim Abbau der essenziellen Aminosäure Methionin anfällt und normalerweise vom Körper ausgeschieden wird. Ein hoher Homocysteinspiegel wird mit Herzkrankheiten, der alzheimerschen Krankheit und Osteoporose in Verbindung gebracht.

Es wurde auch untersucht, ob eine Beziehung zwischen einem hohen Homocysteinspiegel und einem hohen Insulinspiegel besteht. Im Rahmen einer Studie wurde Patienten mit dem metabolischen Syndrom (siehe Seite 30) Folsäure und Vitamin $B_{12}$ verabreicht. Die Kombination bewirkte nicht nur die erwartete Senkung des Homocysteinspiegels, sondern hatte auch positive Auswirkungen auf die Insulinresistenz.[22] Es scheint also, dass mit einem sinkenden Homocysteinspiegel auch der Insulinspiegel sinkt.

- **Meine Empfehlung:** Alle B-Vitamine ($B_1$, $B_3$, $B_6$, $B_{12}$ und Folsäure) werden zur Energiegewinnung aus der Nahrung benötigt. So empfiehlt sich ein Mittel, das sie alle enthält. Der Körper braucht auch andere Nährstoffe wie Magnesium, um Vitamin $B_6$ (in Form von Pyridoxin) in seine aktive Form Pyridoxal-5-Phosphat umzuwandeln. Es ist sinnvoll, ein Präparat zu wählen, das bereits Pyridoxal-5-Phosphat enthält.

## Vitamin E

Vitamin E ist ein fettlösliches Antioxidans, das besonders wichtig für Menschen mit Insulinresistenz ist. Es spielt eine entscheidende Rolle zur Gesunderhaltung der Nebennierendrüsen, denn bei der Hormonproduktion entstehen auch freie Radikale.

In einer normalen biochemischen Reaktion kann Sauerstoff instabil werden, sodass der Sauerstoff sich an andere Moleküle anlagert (die Moleküle »oxidieren«). Dadurch wiederum entstehen freie Radikale, die für vorzeitige Alterung, Krebs, Erkrankungen der Herzkranzgefäße und Altersflecken auf der Haut verantwortlich gemacht werden. Freie Radikale beschleunigen den Alterungsprozess, indem sie gesunde Zellen schädigen. Sie können auch die DNA im Zellkern angreifen und dadurch Zellmutationen und Krebs auslösen. Ihre Bildung wird unter anderem durch äußere Faktoren wie Luftverschmutzung, Rauchen, Verzehr von gebratenen und gegrillten Lebensmitteln und ultravioletten Sonnenstahlen begünstigt.

Vitamin E neutralisiert **die freien Radikale,** die in den Nebennierendrüsen und andernorts im Körper entstehen. Außerdem unterstützt es die Wirkung von Vitamin C und den Glukosestoffwechsel.

Die Glukose begünstigt Zellschädigungen durch freie Radikale – dem wirkt das Antioxidans Vitamin E entgegen. Für Menschen mit Insulinresistenz ist es besonders wichtig, weil es die Zellmembranen durchlässiger macht und so den Austausch zwischen Insulinrezeptoren und Glukose verbessert.[23] Es wurde festgestellt, dass eine tägliche Dosis von 600 IUs (international units = internationale Einheiten) Vitamin E bei Diabetikern den Glukosespiegel und die Bildung freier Radikale binnen zwei Wochen reduzierte.[24] Vitamin E kontrolliert ferner eines der inflammatorischen Prostaglandine, die mit der Blutplättchenbildung bei der Blutgerinnung in Zusammenhang stehen. Dies ist einer der Gründe, warum Vitamin E nachweislich das Risiko von Herzinfarkt und Schlaganfall verringert, denn es unterbindet die abnormale Verklumpung des Blutes.

Eine Studie der Universität Cambridge hat ergeben, dass 400 bis 800 ius Vitamin E pro Tag das Infarktrisiko um 75 Prozent senken. Dies wurde in einer Untersuchungsreihe ermittelt, in der 2000 Patienten mit koronarer Arteriosklerose (Fettablagerungen in den Arterien) 18 Monate lang beobachtet wurden. Die Hälfte der Testpersonen erhielt Vitamin E, die andere Hälfte ein Placebo.[25] Man nimmt an, dass Vitamin E die Oxidation des »schlechten« LDL im Blut verhindert.[26]

- **Meine Empfehlung:** Vitamin E ist der Oberbegriff für Tocopherole. Davon gibt es vier Haupttypen: Alpha-, Beta-, Gamma- und Delta-Tocopherol. Alpha-Tocopherol ist die häufigste Form, die oft als separates Nahrungsergänzungsmittel angeboten wird. Für die gesunde Nebennierenfunktion ist aber eine Mischung günstiger.

Grundsätzlich halte ich natürliche und synthetische Vitamine für gleichwertig, weil ihre Molekularstruktur identisch ist. Vitamin E in Form des Alpha-Tocopherol bildet eine Ausnahme, weil sich die natürliche von der synthetischen Form unterscheidet. Natürliches Alpha-Tocopherol ist biologisch aktiver, kann vom Körper besser verwertet werden und verweilt länger im Körpergewebe, sodass seine schützende Wirkung länger anhält. Lesen Sie beim Kauf von Vitamin-E-Präparaten darum immer das Etikett und ziehen Sie die natürliche Form (D-Alpha-Tocopherol) der synthetischen (DL-Alpha-Tocopherol) vor.

## Weitere wertvolle Nährstoffe

Neben Vitaminen und Mineralstoffen gibt es eine Reihe weiterer Nährstoffe, die als Nahrungsergänzungsmittel erhältlich sind und den Fettabbau um die Taille bedeutend erleichtern.

### Essenzielle Fettsäuren

Wie der Name verrät, sind bestimmte Fette essenziell, lebenswichtig. Das heißt der Körper kann ohne sie nicht gesund arbeiten (siehe Seite 71). Es ist erwiesen, dass die Omega-3-Fettsäuren EPA and DHA die Reaktionsfähigkeit der Zellmembranen auf Insulin verbessern. In einer vierwöchigen Studie wurden nur 7 Prozent des Nahrungsfetts durch Omega-3-Fettsäuren ersetzt. Dadurch wurde die Insulinausschüttung als Reaktion auf Glukose erheblich verringert[27] – obwohl etwa 93 Prozent der Fettaufnahme unverändert blieben. An diesem Beispiel sehen Sie, dass schon kleine Veränderungen viel bewirken können.

In einer anderen Studie wurden übergewichtige Ratten mit einer Kombination aus Fischöl (Omega 3) und Chrom behandelt. Die Kombination der beiden Nährstoffe beseitigte die Auswirkungen der Insulinresistenz und auch der Resistenz der Zellen gegen das Hormon Leptin, das Appetit und Hunger reguliert.[28]

- **Meine Empfehlung:** Von Dorsch- oder Heilbutt-Leberölen rate ich ab. Denn die Leber ist das Entgiftungsorgan des Körpers. In der Leber von Fischen lagern sich Quecksilber und verschiedene andere Toxine ab. Bei Ölen, die aus der Leber von Fischen gewonnen werden, ist darum das Risiko von Schadstoffbelastungen viel höher als bei Ölen aus anderen Körperteilen.

Wer sich vegetarisch ernährt oder aus anderen Gründen kein Fischöl verwenden möchte, kann stattdessen Kapseln mit Leinsamenöl einnehmen. Dieses Öl enthält neben Omega-3-Fettsäuren auch einige essenzielle Omega-6-Fettsäuren. Der Körper muss das Leinöl in EPA und DHA umwandeln, doch dieser Vorgang kann durch die Stresshormone Adrenalin und Cortisol sowie durch Insulin, Trans-Fettsäuren und zu viele gesättigte Fette gestört werden. Gefördert wird die Umwandlung andererseits durch ausreichend Zink, Magnesium, Vitamin $B_6$ und Biotin (siehe Seite 163). Beseitigt man alle »Blockadefaktoren« und verbessert die Versorgung mit Vitaminen und Mineralien, kann der Körper das Leinsamenöl leichter in die wünschenswerten Stoffe umwandeln.

## Co-Enzym $Q_{10}$

Diese vitaminähnliche Substanz ist in fast allen Körperzellen enthalten. Sie ist wichtig für die Energieproduktion und den gesunden Kohlenhydratstoffwechsel.
Mit zunehmendem Alter kann es zu einem Mangel des Co-Enzyms $Q_{10}$ kommen. Die Folge ist ein sinkendes Energiepotenzial.

**Co-Enzym $Q_{10}$** unterstützt den Fettabbau, weil es Fett verbrennt und dabei Energie freisetzt.

Eine Studie ergab, dass Personen bei gleichzeitiger fettarmer Ernährung und Einnahme von Co-Enzym $Q_{10}$ doppelt so viel Gewicht abnahmen wie die Vergleichspersonen, die bei gleicher Ernährung das Enzym nicht einnahmen.[29]
Co-Enzym $Q_{10}$ spielt auch für die Regulierung des Blutzuckerspiegels eine Rolle.[30] Es senkt den Glukose- und Insulinspiegel und wirkt so gegen Insulinresistenz. In einer Studie wurden aus einer Gruppe von Patienten, die wegen Bluthochdrucks medikamentös behandelt wurden, einige nach dem Zufallsprinzip ausgewählt und zusätzlich mit Co-Enzym $Q_{10}$ behandelt. Diese Patienten hatten einen niedrigeren Glukose- und Insulinspiegel, aber auch einen niedrigeren Blutdruck und einen geringeren Gehalt an Triglyceriden (Blutfetten). Ihr HDL-Spiegel (als »gutes« Cholesterin) stieg, ebenso die Konzentration von Antioxidanzien, Vitamin A, C, E und Beta-Karotin.[31]
Co-Enzym $Q_{10}$ wirkt wie ein Antioxidans und wird auch in der Behandlung von Herzproblemen und Zahnfleischerkrankungen eingesetzt. In einer Studie wurden Patienten mit Herzbeschwerden täglich 100 mg Co-Enzym $Q_{10}$ verabreicht, was bei 84 Prozent der Personen zu einer Verbesserung ihres Zustandes führte.[32]

## Alpha-Lipon-Säure

Alpha-Lipon-Säure ist ein wirkungsvolles Antioxidans, das vom Körper produziert wird und bei der Energieproduktion eine Rolle spielt.
Sie verbrennt Glukose und setzt dabei Energie frei. Daneben erhöht sie die Insulinsensibilität der Gewebe, sodass das Insulin seine Aufgabe besser erfüllen kann und mehr Glukose in die Zellen befördert, statt sie als Fett abzulagern.[33] Alpha-Lipon-Säure unterstützt die gesunde Leberfunktion und verlangsamt – weil sie ein Antioxidans ist – den Alterungsprozess. Untersuchungen haben ergeben, dass Alpha-Lipon-Säure helfen kann, Bluthochdruck und Insulinresistenz zu verhindern.[34]

- **Warnung:** Diabetiker, die medikamentös behandelt werden, müssen vor der Einnahme von Alpha-Lipon-Säure unbedingt mit ihrem Arzt sprechen. Weil das Präparat den Blutzuckerspiegel senkt, muss eventuell die Medikation neu eingestellt werden.

# Aminosäuren

Aminosäuren sind die Bausteine der Proteine, die man mit der Nahrung aufnimmt. Einige sind besonders wichtig für die Fettverbrennung, weil sie die Sensibilität der Fettzellen für Insulin erhöhen. Andere schützen den Körper vor den negativen Auswirkungen der Stresshormone.

Es gibt insgesamt 25 Aminosäuren. Davon werden acht als »essenziell« bezeichnet, weil man sie nur mit der Nahrung zu sich nehmen kann. Die übrigen 17 produziert der Körper selbst, indem er die essenziellen Aminosäuren umwandelt. Essenzielle Aminosäuren sind Isoleucin*, Leucin*, Lysin, Methionin, Phenylalanin, Threonin, Trytophan und Valin*. Die nicht essenziellen Aminosäuren heißen Alanin, Arginin*, Asparaginsäure, Carnitin*, Cystein*, Cystin, GABA (Gamma-Aminobuttersäure), Glutaminsäure, Glutamin*, Glycin, Histidin, Homocystein, Hydroxyprolin, Prolin, Serin, Taurin und Tyrosin*. Die mit * gekennzeichneten Aminosäuren regen die Fettverbrennung besonders an.

## VERZWEIGTKETTIGE AMINOSÄUREN

Zu dieser Gruppe der essenziellen Aminosäuren gehören unter anderem Leucin, Isoleucin und Valin. Sie unterstützen Wachstum und Reparatur der Muskeln, regulieren den Cortisolspiegel nach einem Anstieg durch Stress und unterstützen die Regulierung des Blutzuckerspiegels.

Bei einem Mangel an Isoleucin treten Symptome auf, die denen bei zu niedrigem Blutzuckerspiegel ähneln, z. B. Reizbarkeit, Stimmungsschwankungen und Heißhunger auf Süßes.

## ARGININ

Unter Dauerstress kann der Körper seinen Bedarf an dieser Aminosäure nicht aus Eigenproduktion decken. Arginin fördert die Ausschüttung der Blutzuckerhormone, darunter Glukagon (das Fettverbrennungshormon), darum ist eine ausreichende Versorgung wichtig. Arginin unterstützt außerdem die Wundheilung, das Immunsystem und die Gesundheit des Herzens, weil es günstig auf den Kreislauf und die Leberfunktion wirkt. Auch für den Muskelstoffwechsel spielt es eine positive Rolle. Aber: Personen, die zu Herpes neigen, sollten Arginin nicht einnehmen, weil es das Virus aktivieren kann.

## CARNITIN

Carnitin hat mit der Fettverbrennung und mit der Gewinnung von Energie aus Fett zu tun. Es unterstützt den

Fettabbau um die Taille, ist aber auch wichtig für die gesunde Herzfunktion. Bei Menschen mit Herzrhythmusstörungen und anderen Herzkrankheiten wurde Carnitinmangel festgestellt. Diese Aminosäure reduziert die Triglyceride (Blutfette), erhöht den HDL-Spiegel (»gutes« Cholesterin) und senkt den LDL-Spiegel (»schlechtes« Cholesterin).

## N-ACETYL-CYSTEIN

N-Acetyl-Cystein (NAC) ist eine Form der Aminosäure Cystein. Es ist erforderlich für die Aufschließung der Omega-3-Fettsäuren, die in fettem Fisch und Speiseleinöl enthalten sind. Zudem ist es ein wirksames Antioxidans. Als Ergänzungspräparat senkt es den Insulinspiegel und erhöht die Insulinsensibilität der Zellen.[35] NAC bindet außerdem giftige Schwermetalle wie Quecksilber, Blei und Kadmium und ermöglicht so die Ausscheidung aus dem Körper. Achtung: Diabetiker, die medikamentös behandelt werden, müssen vor der Einnahme von NAC ihren Arzt befragen.

## GLUTAMIN

Wie Arginin kommt auch Glutamin bei Dauerstress zum Zuge. Normalerweise kann der Körper es in ausreichender Menge selbst produzieren, doch bei Stress ist der Bedarf so hoch, dass er ihn nicht decken kann. Das Gehirn wandelt Glutamin in Glutaminsäure um, die es für seine ordnungsgemäße Funktion braucht. Glutamin lindert auch Heißhunger auf Süßes, weil es in Energie liefernden Zucker umgewandelt werden kann, sodass das Bedürfnis ausbleibt, Zucker zu essen. Seit Jahren ist ferner bekannt, dass Glutamin das Verlangen nach Alkohol lindert.[36]

Beim Abbau des Fetts um die Körpermitte ist es insofern von Nutzen, als es die in den Muskeln hauptsächlich vertretene Aminosäure ist. Es unterstützt Aufbau und Erhaltung der Muskeln, was für die Fettverbrennung wesentlich ist. Unter Stress geben die Muskeln Glutamin in die Blutbahn ab. Auf diese Weise kann bis zu einem Drittel des Glutamins in den Muskeln freigesetzt werden. Steht in Stress-Situationen genügend Glutamin zur Verfügung, wird keine Muskelmasse abgebaut und die Fettverbrennung fällt leichter.

## TYROSIN

Tyrosin ist eine Aminosäure, die der Körper aus Phenylalanin gewinnt. Es hilft beim Abnehmen, weil es den Appetit dämpft und die Fettverbrennung fördert. Zudem spielt es eine Rolle für die Funktion der Nebennierendrüsen und der Schilddrüse. In den USA wurde seine Wirkung auf den Körper in Stress-Situationen an Soldaten untersucht. Die Testpersonen zeigten in der Kampfausbildung bessere Konzentrations- und Gedächtnisleistungen als Vergleichspersonen, die unter der gleichen Belastung kein Tyrosin erhielten.[37]

# Weitere hilfreiche Ergänzungsmittel

Während der ersten drei Monate des Fettabbauprogramms können auch Nahrungsergänzungsmittel wie Grüntee-Extrakt oder Bakterien gute Dienste leisten.

## Grüntee und Grüntee-Extrakt

Grüner Tee (Camellia sinensis) enthält viele wertvolle Inhaltsstoffe, darunter Polyphenole, die im vorigen Kapitel erwähnt wurden. Leider ist Grüntee jedoch nicht frei von Koffein. Deshalb favorisiere ich, Grüntee-Extrat als Nahrungsergänzungsmittel einzunehmen. Sehen wie uns die Inhaltsstoffe noch genauer an: Catechine sind eine Gruppe von Polyphenolen, die nachweislich die Fettverbrennung unterstützen und zugleich die Apoptose (den programmierten Zelltod) fördern und somit Krebs vorbeugen.[38]

Daneben enthält grüner Tee die Aminosäure L-Theanin, die entspannend auf Gehirn und Körper wirkt. Theanin verstärkt die Tätigkeit der Alpha-Gehirnwellen, die eine entspannte Aufmerksamkeit erzeugen, aber nicht »aufregend« wirken. Beta-Gehirnwellen können die Cortisolausschüttung verstärken, Alpha-Wellen hingegen reduzieren sie.

Entspannungstechniken und Meditation (siehe Kapitel 7) können die Tätigkeit der Alpha-Gehirnwellen unterstützen, das Theanin im grünen Tee kann dabei helfen.

▸ **Meine Empfehlung:** Ich rate dazu, während der ersten drei Monate des Fettabbauprogramms Grüntee-Extrakt einzunehmen, weil es im Gegensatz zum Getränk kein Koffein enthält.

## Nützliche Bakterien

Nützliche Bakterien werden für eine gesunde Darmflora gebraucht. Sie tragen auch maßgeblich zur Sanierung einer gestörten Darmflora bei.

Warum sind sie notwendig? Lassen Sie es mich ausführlicher erklären: Beim Verzehr raffinierter Kohlenhydrate steigt nicht nur der Blutzuckerspiegel rasch an, was eine erhöhte Ausschüttung von Insulin und Stresshormonen nach sich zieht. Gleichzeitig verändert sich auch die Darmflora, sodass schädliche Bakterien sich vermehren können, die eigentlich ausgeschieden werden sollten.

Einige dieser Bakterien können Entzündungsprozesse auslösen. Das Immunsystem reagiert auf diese Bakterien, indem es Moleküle produziert, die man Cytokine nennt. Ein Übermaß dieser Cytokine ist problematisch, weil die Moleküle in die Blutbahn gelangen, das Insulin am »Andocken« an den Rezeptoren hindern und so die Insulinresistenz erhöhen.

Normalerweise betrachten wir den Darm nur als Verdauungsorgan und vergessen dabei, dass dort auch 70 Prozent des Immunsystems lokalisiert sind.

Wenn Sie an einer Lebensmittelunverträglichkeit leiden, wehrt sich das Immunsystem gegen Nahrung, die es als Fremdsubstanz interpretiert, und produziert Cytokine. Auch Hefen und Parasiten bewirken solche Reaktionen des Immunsystems. Sämtliche Nahrung muss im Verdauungssystem aufgeschlossen werden, in die Blutbahn gelangen und dann vom Körper weiterverarbeitet werden. Ist dieser Vorgang gestört, betrachtet der Körper normale Nahrung als Antigen oder Toxin und löst eine Reaktion des Immunsystems aus. Gleichzeitig bleibt die unverdaute

Nahrung im Darm, wo sie vergärt. Zwischen den Zellen der Darmwand können dabei große Zwischenräume entstehen. Dieses Phänomen bezeichnet man auch als intestinale Permeabilität (Darmdurchlässigkeit). Stress wirkt sich direkt auf den Darm aus und kann körperliche Reaktionen auf Nahrungsmittel auslösen, die man vorher jahrelang ohne Beschwerden essen konnte.

Weil Stress auch auf das Immunsystem wirkt, fördert er die Besiedelung des Darms mit schädlichen Bakterien und Hefen. Sie müssen also **zwei Maßnahmen** ergreifen: die Besiedelung mit nützlichen Bakterien fördern und auf Lebensmittel verzichten, die unerwünschte Reaktionen provozieren.

Raffinierte bzw. stark verarbeitete Lebensmittel wie Weißbrot, Kuchen und Kekse sollten Sie zuerst von Ihrem täglichen Speiseplan streichen.

- **Meine Empfehlung:** Obwohl viel Geld in die Werbung für Getränke mit nützlichen Bakterien investiert wird, bevorzuge ich Nahrungsergänzungsmittel, die diese Bakterien in konzentrierter Form enthalten und dadurch eine schnellere und gezieltere Sanierung der Darmflora bewirken. Die Getränke enthalten häufig Zucker und verstärken dadurch das Problem, das sie eigentlich lösen sollen, indem sie einerseits den Blutzuckerspiegel ansteigen lassen und indem sie andererseits den unerwünschten Bakterien und Hefen im Darm Nahrung liefern.

# Heilkräuter und -pflanzen

Helfen Kräuter und Pflanzen? Eine Antwort gibt eine Versuchsreihe aus dem Jahr 2003. Hier wurden 108 klinische Versuche ausgewertet, die an über 4000 Patienten mit Diabetes oder gestörter Blutzuckerregulierung durchgeführt wurden. Dabei wurden 36 Kräuter und neun Vitamin- und Mineralpräparate verwendet. Bei mehr als 75 Prozent der Testpersonen konnte eine verbesserte Regulierung des Blutzuckerspiegels beobachtet werden.[39]
Sie möchten nun sicherlich wissen, welche Kräuter und Pflanzen beim Abbau der Polster um die Körpermitte helfen können. Ich empfehle Sibirischen Ginseng, Rosenwurz und Baldrian.

## Sibirischer Ginseng (Eleutherococcus senticosus)

Es gibt eine Reihe von Kräutern und Pflanzen, die die Funktion der Nebennierendrüsen unterstützen und den Organismus beruhigen. Während Sie Ihre Ernährung bewusst umstellen und den Blutzuckerspiegel in den Griff bekommen, sollten Sie die Fähigkeiten dieser Kräuter und Pflanzen nutzen.
Am besten eignet sich dafür der Sibirische Ginseng, der als Adaptogen bezeichnet wird. Das bedeutet, dass er seine Wirkungsweise den Erfordernissen des Körpers anpasst.

Sibirischer Ginseng **liefert Energie**, wenn es nötig ist, und lindert in Stress-Situationen Anspannung und Erschöpfung.

Außerdem wirkt Sibirischer Ginseng kräftigend auf die Nebennierendrüsen und fördert so ihre gesunde Funktion.[40] Er ist schwächer als Panax-Ginseng (auch asiatischer, chinesischer oder koreanischer Ginseng), der sich hauptsächlich für Männer eignet. Frauen sollten Panax-Ginseng nur kurzzeitig einnehmen (maximal einige Wochen), weil er wegen seiner starken Wirkung gelegentlich sogar Herzrasen verursachen kann.
Sibirischer Ginseng hingegen wirkt kräftigend auf die Nebennierendrüsen und kann nach einer Phase des Dauerstresses bedenkenlos über drei bis sechs Monate eingenommen werden.

## Rosenwurz (Rhodiola rosea)

Wie der Sibirische Ginseng ist auch Rosenwurz ein Adaptogen. Rhodiola rosea wirkt wie ein pflanzliches Antidepressivum und kann Konzentration und Leistungsfähigkeit fördern.

**Rosenwurz** wirkt ausgleichend auf den Organismus und bekämpft gleichzeitig Stress, der durch die Belastungen des modernen Lebens entsteht. Sie stärkt den Energiehaushalt, verbessert das Gedächtnis und kann bei Depressionen helfen.

In einer Studie wurde Rosenwurz an Studenten in einem schwierigen Examen getestet, während die Personen der Vergleichsgruppe ein Placebo erhielten.[41] Es stellte sich heraus, dass die Studenten, die Rhodiola einnahmen, dem Prüfungsstress besser gewachsen waren und weniger an geistiger Ermüdung litten als die Studenten der Placebo-Gruppe.

Rosenwurz wurde auch Ärzten im Nachtdienst verabreicht, um festzustellen, welche Auswirkungen sie auf ihre Leistungsfähigkeit und Ermüdung hatte. Die Ärzte nahmen das Präparat zwei Wochen lang ein und es zeigte sich, dass ihr Kurzzeitgedächtnis, ihre Schnelligkeit im Kopfrechnen, ihr Konzentrationsvermögen und ihr allgemeiner Energielevel unter dem durch Schlafmangel verursachten Stress bei weitem besser war als ohne das Präparat.[42]

- **Meine Empfehlung:** Es gibt verschiedene Arten der Rosenwurz. Achten Sie darauf, wirklich das Original Rhodiola rosea zu wählen, denn diese Art wirkt am besten gegen Stress.

## Baldrian (Valeriana officinalis)

Schlaf ist zum Fettabbau um die Körpermitte notwendig, denn Schlafmangel verursacht einen Anstieg des Cortisolspiegels (siehe Kapitel 7).
Wenn Stress Sie schlecht schlafen lässt, kann Baldrian für Sie sehr hilfreich sein. Bevor Sie jedoch zu diesem pflanzlichen Präparat greifen, probieren Sie zunächst auch meine Einschlaf-Tipps auf den Seiten 128 und 129 aus.

In der Pflanzenheilkunde wird Baldrian als **Sedativum** eingestuft. Er fördert nicht nur den Schlaf, sondern kann auch die Entspannung fördern und Anspannungen lindern. Am besten nimmt man ihn direkt vor dem Schlafengehen.

- **Warnung:** Wer Schlaftabletten einnimmt, sollte keinesfalls Baldrian verwenden.

## Pflanzen, die Sie am besten meiden sollten

Einige Kräuter und Pflanzen sind wenig hilfreich, wenn Sie den Speckgürtel um die Taille loswerden möchten. Dazu zählen meiner Meinung nach vor allem die anregenden Pflanzen, die manchmal in Schlankheitspillen stecken.

### Süßholz (Glycyrrhiza glabra)

Süßholz ist zwar landläufig als Anti-Stress-Kraut bekannt, enthält aber die Substanz Glycyrrhizin, die vom Körper in Moleküle umgewandelt wird, die Stresshormonen ähneln. Es kann den Abbau von Cortisol verzögern und so dazu beitragen, dass der Cortisolspiegel länger als nötig hoch bleibt. Menschen mit niedrigem Cortisolspiegel stellen möglicherweise fest, dass ihnen Süßholz mehr Energie gibt. Wer aber mit seiner Apfelfigur kämpft, muss seinen Cortisolspiegel senken und ist besser beraten, auf Süßholz zu verzichten.
Unter der Bezeichnung DGL (Deglycyrrhizinated licorice) werden Produkte angeboten, denen das Glycyrrhizin entzogen ist. Sie werden zur Linderung von Magenbeschwerden und Sodbrennen eingesetzt.

### Anregende Kräuter und Pflanzen

In Zeitschriften werden oft Wunderpillen beworben, die schnelle Diäterfolge versprechen. Solche Schlankheitsprodukte enthalten oft Kräuterextrakte, die Körperprozesse beschleunigen, das zentrale Nervensystem anregen und so Puls und Blutdruck in die Höhe treiben und Nervosität verursachen können. Diese pflanzlichen Stimulanzien wirken ähnlich wie Amphetamine.

Zu den Kräutern und Pflanzen, die Sie meiden sollten, gehören:

- **Meerträubel (Ephedra sinensis)**
- **Guarana (Paullinia cupana)**
- **Yohimbe (Pausinystalia yohimbe)**

Ihre Wirkung ist der von Koffein vergleichbar. Sie alle vermitteln das Gefühl von Wachheit und Energie. Dabei erhöhen Sie den Adrenalin- und Cortisolspiegel, was nicht wünschenswert ist.

### Haben Sie ein wenig Geduld!

Auf die Schnelle lässt sich kein Fett abbauen. Das gilt in besonderem Maß für die Reserven um die Körpermitte, die Ihr Körper angelegt hat, um Ihr Leben in Gefahrensituationen zu schützen. Schlankheitsprodukte, ob auf Pflanzenbasis oder nicht, können keine langfristige Veränderung bewirken.

Die Liste der empfehlenswerten Vitamine, Mineralien und sonstigen Nährstoffe mag Ihnen lang und unübersichtlich erscheinen. Oft genügt es aber, ein gutes Multivitamin-Mineral-Kombipräparat einzunehmen, in dem alle wesentlichen Stoffe enthalten sind. Mehr Informationen zur unkomplizierten Versorgung mit Ergänzungspräparaten finden Sie in Kapitel 9.

# Muskeln aufbauen

[ statt nur schwitzen! ]

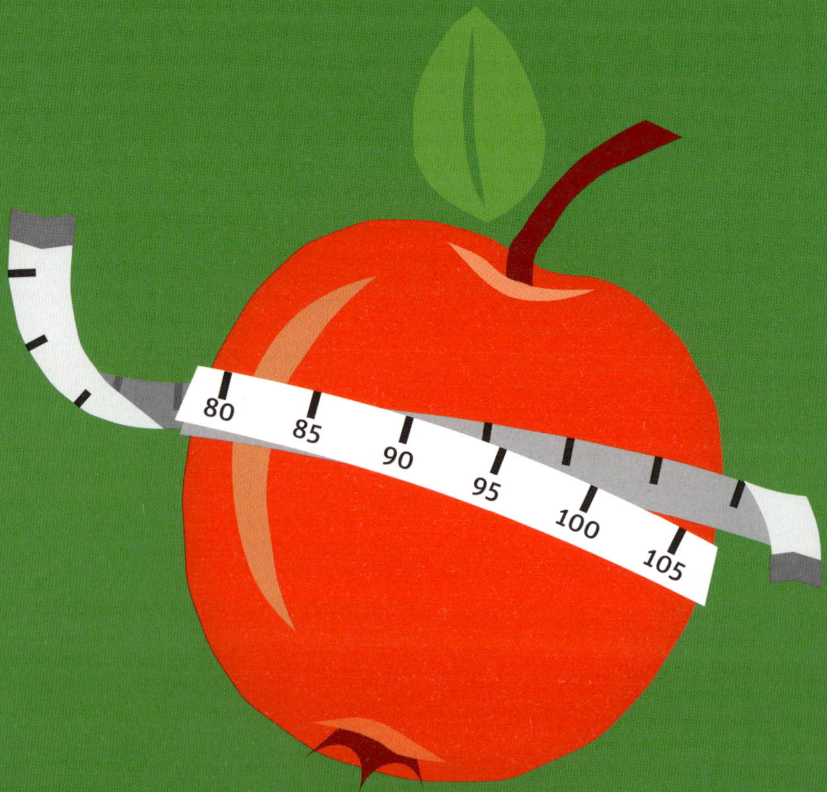

# Aktiv sein – aber richtig!

Wir alle wissen natürlich: **Bewegung ist gut für uns.** Sie schützt unser Herz, reguliert die Verdauung, verbessert unser Immunsystem und setzt im Gehirn Endorphine (so genannte Glückshormone) frei. Dennoch bewegen sich die meisten Menschen nicht genug.

## Mehr Bewegung!

Nach Schätzungen der British Heart Foundation (kurz BHF, Britische Stiftung für Herz- und Kreislaufforschung) wendet ein Drittel aller Erwachsenen nicht einmal 30 Minuten in der Woche für gesundheitsfördernde Übungen auf, geschweige denn 30 Minuten täglich, wie es eigentlich erforderlich wäre.

### Fitnesstraining in früheren Zeiten

Noch vor einer Generation war Bewegung ein wesentlicher Teil des Alltagslebens. Es erforderte keine besonderen Anstrengungen, um das Bedürfnis des Körpers nach Bewegung zu befriedigen. Die Menschen mussten jeden Tag teilweise beachtliche Entfernungen zurücklegen, um zur Arbeit oder zur Schule zu kommen.

Hausarbeit war damals erheblich mühsamer als heute. Während wir heute den gesamten Einkauf für eine Woche bequem per Auto im Supermarkt um die Ecke erledigen können, ging man früher täglich oft lange Wege zu Fuß in die verschiedenen Geschäfte. Und der heute so beliebte Einkauf über das Internet dient ja bestenfalls noch als Fingergymnastik. Das Leben war früher insgesamt anstrengender für den Körper. Unsere Eltern und Großeltern hatten überhaupt keine andere Wahl, als sich aktiv zu bewegen. Darüber hinaus waren die Anforderungen auf der geistigen und emotionalen Ebene weitaus geringer. Freizeit hatte einen niedrigeren Stellenwert, da die alltäglichen Arbeiten viel mehr Zeit in Anspruch nahmen als heute. Mal eben schnell das Essen in die Mikrowelle schieben und in 10 Minuten ist es auf dem Tisch? So einfach wie heute war es damals nicht. Fernsehen war für viele noch ein Luxus und die Geschäfte hatten nicht so lange geöffnet wie heute.

### Weniger Bewegung – mehr Stress

Das Leben im 21. Jahrhundert mag ausgesprochen bequem sein, aber gesund ist es ganz sicher nicht. Alles, was wir tun, ist so schnelllebig, hektisch und stressig. Dabei tun viele von uns aus energetischer Sicht nichts Anspruchsvolleres, als abends zum Schlafen ein Stockwerk höher zu steigen. Die überwiegend sitzenden Tätigkeiten des modernen Lebens sorgen ebenfalls dafür, dass unser Körper auf Stress heftiger reagiert als jemals zuvor.

Wie schon in Kapitel 1 erläutert, stellt sich der menschliche Körper bei Ausschüttung der Stresshormone Cortisol und Adrenalin auf Flucht- oder Verteidigungsaktivitäten ein. Steckt man aber in der U-Bahn fest, obwohl man eigentlich ohnehin schon zu spät für einen Termin ist, entsteht ein Stress, der in dem Moment nicht durch körperliche Aktivitäten kompensiert werden kann. Sie sitzen da, schmoren wütend vor sich hin und haben keine Möglichkeit, die Stresshormone durch Bewegung abzubauen. Was passiert dann mit diesen Hormonen? Sie zwingen den Körper zu essen oder zu trinken.

## Sportliche Erfolge

Sportliche Aktivität oder wenigstens normale Bewegung waren niemals zuvor so wichtig wie heute. Wenn Ihr Körper Fettreserven um die Taille anlegt, sollten Sie gezielte Übungen bevorzugen. Solche Übungen sind nicht schwierig, aber letztendlich lebensnotwendig. Wenn Sie den Empfehlungen in diesem Kapitel nachkommen, profitieren Sie von:

- **Fettverbrennung um die Taille**
- **Reduzierung der negativen Auswirkungen der Cortisol- und Adrenalinausschüttung**
- **Zunahme der Muskelmasse (wodurch wiederum die Kalorienverbrennung zunimmt)**
- **Kalorienverbrennung, wobei (überall im Körper) das Körperfett als Brennstoff eingesetzt wird**
- **Vorbeugung vor Insulinresistenz**
- **Senkung von Blutzucker- und Insulinspiegel**
- **Verbesserung der Insulinsensibilität, der Muskulatur und des Fettes**
- **Verbesserung Ihrer Figur**

Versteifen Sie sich bitte nicht zu sehr auf Ihr Gewicht – denken Sie daran, dass Sie Fett loswerden wollen, nicht unbedingt Gewicht. Sie sollten auch keine übermäßig schnellen Erfolge erwarten, denn gerade Bauchfett schmilzt langsam. Mehr als ein oder zwei Pfund Abnahme pro Woche dürfen Sie nicht erwarten. Die langsamen Fortschritte mögen anfangs frustrierend gering sein, aber schon nach einigen Wochen mit meinem Plan werden Sie die Veränderungen an Ihrer Figur sicher bemerken können.

Die erste Veränderung, die Frauen registrieren, wenn sie meinem Programm folgen, ist ein flacheres Gefühl im Unterbrustbereich. Später verschwindet auch der Wulst um die Taille. Das sind deutliche Zeichen dafür, dass das Programm funktioniert. Vergessen Sie Ihre Waage, denn häufig geschehen diese ersten Erfolge ohne jede konkrete Gewichtsreduktion. Das liegt daran, dass durch die Übungen Muskeln aufgebaut werden, und Muskelmasse ist schwerer als Fett. Andererseits nimmt ein Pfund Fett fünfmal so viel Platz ein wie ein Pfund Muskeln, sodass Sie automatisch schlanker aussehen, wenn Ihr Körperfettanteil sinkt, die Muskelmasse aber zunimmt. Es kann passieren, dass Sie bei unverändertem Gewicht eine Konfektionsgröße kleiner tragen können.

Wenn Sie diesen Erfolg spüren, denken Sie bitte daran, dass die Erfassung des Körperfettanteils weitaus sinnvoller ist, als den BMI (Body-Mass-Index) zu kontrollieren (siehe Seiten 26 und 27).

## Warum Muskeln so wichtig sind

Wenn Sie sich auf reines Kalorienzählen beschränken oder sich einer strengen Diät unterziehen, schaltet Ihr Körper auf Überlebensprogramm. Das löst Stress, ja Panik, im Körper aus und er wird alles versuchen, seine Fettreserven für die vermeintlich schlechten Zeiten festzuhalten.

Sie werden vielleicht schnell Gewicht verlieren, wenn Sie nichts anderes essen als Salat und Ananas. Aber die verlorenen Kilos setzen sich zu mindestens 25 bis 30 Prozent aus Muskelmasse und Wasser zusammen, nicht aus Fett.

## Muskeln sind sogar in Ruhe aktiv

Muskeln spielen wirklich eine wichtige Rolle bei der Gewichtsreduktion. Sie können es sich nicht leisten, sie zu verlieren. Ich gehe noch weiter. Sie sollten nicht nur den Muskelabbau vermeiden, sondern sich darum bemühen, noch etwas an Muskelmasse zuzulegen. Muskeln sind nämlich überaus aktiv am Stoffwechsel beteiligt. Das bedeutet, Muskeln brauchen Brennstoff in Form von Kalorien, und zwar zur reinen Selbsterhaltung – sogar dann, wenn Sie nur gemütlich herumsitzen und gar nichts tun!

## Deshalb nehmen Männer leichter ab

Männern fällt es erheblich leichter als Frauen, Gewicht zu reduzieren. (Typisch! Wieder so eine Ungerechtigkeit!) Das beruht allein auf der biologischen Zusammensetzung ihrer Körper. Männer haben grundsätzlich mehr Muskelmasse als Frauen und können deshalb schneller Kalorien verbrennen – sogar wenn sie überhaupt nichts tun. Darüber hinaus erleichtert ihnen der höhere Anteil an männlichen Sexualhormonen wie Testosteron den Muskelaufbau bei gezieltem Training.

Wenn Ihr Körper sich im Stresszustand befindet und der Cortisolspiegel steigt, setzt er Muskelmasse als Brennstoff ein, um Energie freizusetzen. Cortisol wandelt Muskelmasse in Aminosäuren um, deren Entstehung wiederum die Eiweißaufnahme durch die Nahrung behindert. Ihre Leber wandelt diese Aminosäuren in Brennstoff um – je höher der Cortisolspiegel (und je länger dieser hohe Pegel durch Dauerstress anhält), umso mehr Muskelmasse wird in Glukose als Brennstoff umgewandelt. Wie wir bereits wissen, ist ein erhöhter Glukosespiegel mit erhöhter Insulinproduktion gleichzusetzen.

## Muskeln brauchen Brennstoff

**450 g Muskeln verbrennen 75 Kalorien pro Tag, 450 g Fett verbrennen 8 Kalorien pro Tag. Das bedeutet: Je mehr Muskeln Ihr Körper aufweist, umso mehr Kalorien müssen Sie ihm zuführen und umso mehr Fett wird er verbrennen.**

Langfristig wird dadurch die Gefahr von Insulinresistenz mit allen damit verbundenen Gefahren zunehmen (siehe Seite 38). Doch damit nicht genug! Wenn Muskelmasse abgebaut wird, sind weniger Muskeln zur Fettverbrennung vorhanden. Der Stoffwechsel schaltet auf Sparflamme und Sie werden allmählich immer dicker, obwohl Sie doch so eifrig bemüht sind, Gewicht abzubauen.

Aus all diesen Gründen sollten Sie versuchen, Ihre Muskeln gezielt zu trainieren.

## Sport allein reicht nicht aus

Nun wäre es natürlich zu schön, wenn sich alle unsere Bauchspeckprobleme durch gymnastische Übungen lösen ließen, ohne dass wir unsere Lebensgewohnheiten ändern müssten. Tatsächlich müssen wir aber den Stress in den Griff bekommen und unser Essverhalten verändern. Gewiss sind Sport und Gymnastik wunderbar für die Gesundheit und das Wohlbefinden. Natürlich gestalten sie den Prozess der Fettreduktion schneller und effektiver, aber dennoch: Damit allein ist es leider nicht getan!

Eine Studie hat sich mit dem Gewichtsverlauf von 74 übergewichtigen Männern und Frauen im Alter von 17 bis 35 Jahren über einen Zeitraum von 16 Monaten beschäftigt. Die Hälfte der Gruppe sollte vorgegebene Übungen durchführen, die andere Hälfte ihrem normalen Bewegungsprogramm folgen. Keine der Gruppen sollte ihre Ernährungsgewohnheiten ändern. Am Ende der Studie stellte sich heraus, dass die Männer aus der Gruppe mit den gezielten Übungen bis zu 5 kg an Gewicht verloren hatten. Einige Frauen aus der Gruppe hatten ebenfalls etwas abgenommen, aber andere hatten zugenommen. Das bedeutet im Durchschnitt, dass die Frauen ihr Gewicht weitgehend gehalten hatten. In der anderen Gruppe jedoch hatten die Frauen im Durchschnitt über den entsprechenden Zeitraum sogar 3,25 kg zugenommen.[1] Diese Resultate zeigen, dass es nicht ausreicht, sich nur an be-

### Gewichtszunahme im Alter

Traurig, aber wahr: Wir alle neigen dazu, mit zunehmendem Alter auch an Gewicht zuzulegen. Einer der Hauptgründe dafür ist der Verlust an Muskelmasse.

Jenseits der 40 verlieren wir Frauen ungefähr 225 g Muskelmasse pro Jahr. Inaktive Frauen über 40 verlieren Muskelmasse doppelt so schnell wie gleichaltrige Männer. (Womit wir wieder beim Thema Ungerechtigkeit wären.) So haben dann die meisten Frauen im Alter zwischen 40 und 50 rund 2,25 kg Muskelmasse verloren.

Die rückläufige Muskelmasse führt zu einem immer träger werdenden Stoffwechsel. Und sagen wir es ruhig in aller Deutlichkeit: Wir alle neigen dazu, im Alter ohnehin immer träger und bequemer zu werden. Diese mangelnde Aktivität verstärkt das Problem noch. Denn mit weniger Muskeln und weniger Bewegung machen wir es dem Fett ausgesprochen leicht, sich ungestört anzusammeln.

stimmte Übungsprogramme zu halten. Es ist auch erforderlich, die in diesem Buch vorgestellten Empfehlungen zu Lebens- und Essgewohnheiten sowie zu Ernährung und Nahrungsergänzung durchaus ernst zu nehmen, um dauerhafte Erfolge zu erzielen.

Gymnastische Übungen allein mögen für Männer ausreichend sein, um Abhilfe zu schaffen. **Frauen sind allerdings grundsätzlich anders gebaut,** sie haben weniger Muskeln und mehr Fett. Darum fällt ihnen der Fettabbau insgesamt schwerer.

# Die besten Übungen

Welche Übungen eignen sich am besten, um die Fettpolster um Bauch und Taille langfristig abzubauen? Aerobe Übungen trainieren Ihre Ausdauer, während Sie beim Krafttraining mit Gewichten oder Flexibändern Muskelmasse aufbauen.[2]

## Aerobes oder anaerobes Training?

Um den Schwimmring loszuwerden, brauchen Sie eine Kombination aus beiden Übungsarten. Das Übungsprogramm sollte so angelegt sein, dass Fett verbrannt wird und Muskeln aufgebaut werden. Dadurch wird dann weiteres Fett noch schneller verbrannt.

**Aerob (auch kardiovaskulär genannt)** bedeutet so viel wie »mit Sauerstoff«, anaerob bedeutet dementsprechend »ohne Sauerstoff«. Anaerobe Übungen sind Kraftübungen. **Dazu gehören alle Übungen, die die Muskeln anspannen,** z. B. Gewichtheben, Hanteltraining oder Liegestütze und Ausfallschritte.

Es wird viel darüber diskutiert, ob aerobe oder anaerobe Übungen besser geeignet sind, um die Körperfettreduktion zu unterstützen.
Es heißt, mit 30 Minuten Aerobic-Training würde man mehr Kalorien verbrennen als mit dreißigminütigem Krafttraining. Das stimmt wohl, dennoch wollen wir diese Überlegung in einen größeren Kontext stellen.

## Energie statt Fett

Ich empfehle ein Übungsprogramm, das nicht nur während der Ausführung der Übungen Kalorien verbrennt, sondern dem Körper darüber hinaus signalisiert, er könne mit dem Anlegen von Fettreserven aufhören und das Fett stattdessen in Energie umsetzen. Der schnellste und wirkungsvollste Weg, dem Körper diese Information zu vermitteln, ist ein Kombiprogramm aus aeroben und anaeroben Übungen.

## Vorteil Krafttraining

Krafttraining bewirkt eine größere tägliche Fettumsetzung als Ausdauertraining. Das liegt daran, dass aerobe Übungen nur für einen Zeitraum von ungefähr acht Stunden nach ihrer Durchführung Fett verbrennen, während anaerobe Übungen durch kontinuierliche Muskelbildung selbst dann Fett umsetzen, während Sie schlafen.
Durch Krafttraining bauen Sie Muskelmasse auf, wodurch Ihr Stoffwechsel auf Touren kommt und Sie Ihren Grundum-

satz (basal metabolic rate = BMR) erhöhen. Als Grundumsatz bezeichnet man die Kalorienmenge, die Sie schon benötigen, um lediglich zu existieren. Das bedeutet, je mehr Sie Ihren Grundumsatz erhöhen, umso größer ist Ihre Chance, schon beim bloßen Nichtstun Fett zu verbrennen. Muskeln brauchen Energie.

Je mehr Muskeln Sie haben, desto mehr Energie wird allein für ihre Erhaltung verwendet. Bedauerlicherweise braucht Fett keinerlei Energie, um unsere Taille zu umwickeln.

Keine Angst! Sie brauchen nun aber nicht zu befürchten, täglich zentnerschwere Gewichte stemmen zu müssen und am Ende wie Schwarzenegger auszusehen. Beim Kraft- und Gewichtstraining wollen wir lediglich den Körper dazu bringen, die Fettdepots ab- und Muskeln aufzubauen und darüber hinaus den Stoffwechsel anzukurbeln.

Die Anspannung während der Kraftübungen bewirkt eine geringfügige Verletzung der Muskeln, die sich dann eigenständig nach dem Training wieder reparieren. Dieser Vorgang ist der Muskelaufbau. Er erfordert ein erhebliches Maß an Energie. Und wird diese Reparatur während des Schlafs vorgenommen, wird dazu Körperfett als Energielieferant verwendet. Klingt das nicht wirklich gut?

## Pro und contra Ausdauertraining

Aerobe Übungen sind äußerst geeignet, um die Insulinakzeptanz der Körperzellen zu erhöhen. Sie brauchen ja nicht gleich alles stehen und liegen lassen, um für den nächsten Marathonlauf zu trainieren. Schon leichte Übungen können viel bewirken.[3] Darüber hinaus wird durch aerobe Übungen der Homocysteinspiegel gesenkt. Sie reduzieren bei regelmäßigem Training automatisch das Risiko von Herzerkrankungen, Schlaganfall, Osteoporose und Alzheimer.[4]

Ergebnisse zahlreicher Studien zur Gewichtsreduktion zeigen, dass die vielfach gepriesene Kombination aus Diät und Ausdauertraining Ihnen leider nur einen minimalen Vorteil gegenüber denjenigen Frauen verschafft, die ausschließlich eine normale Diät ohne jegliche Übungen machen.[5] Es ist demoralisierend, wenn wir uns konsequent zwei- bis dreimal die Woche zu Übungen aufraffen und dann überhaupt keine Verbesserung bemerken. Kein Wunder also, dass so viele Frauen schließlich resignieren. Die einzige wirklich wirksame Möglichkeit besteht darin, die richtigen Übungen in der richtigen Kombination zu machen. Manche Experten raten dazu, dreimal in der Woche für 30 Minuten in die Pedale zu treten. Dabei verbrennt man etwa 187 Kalorien.

Ein Pfund Körperfettmasse entspricht 3 555 Kalorien, was bedeutet, dass Sie ohne Ernährungsumstellung[6] etwa 19 derartige Übungseinheiten benötigen, um lediglich ein einziges Pfund Fett abzuarbeiten!

Selbst wenn Sie Ausdauertraining mit den Ernährungsempfehlungen aus Kapitel 4 kombinieren, sind Sie möglicherweise immer noch auf dem Holzweg. Denn es kann Ihnen passieren, dass Ihr Körper es vorzieht, die Energie für dieses Training aus Muskelmasse zu gewinnen statt sich an den im Überfluss vorhandenen Fettreserven zu vergreifen. Werden Ausdauerübungen nur über einen kurzen Zeitraum durchgeführt, also weniger als 20 Minuten, dann setzt der Körper Kohlenhydrate als Brennstoff ein, welche er aus Muskelmasse statt aus Fett gewinnt. Und das ist ja gerade nicht erwünscht.

Jetzt aber bitte nicht den Mut verlieren! Die gute Nachricht ist schließlich, dass Sie mit den guten alten Aerobic-Übungen Ihre wunderbare Figur auf ideale Weise erhalten können, wenn Sie sie denn erst einmal erreicht haben.[7]

## Erfolgreiches Kombiprogramm

Wie wirken sich nun aerobe und anaerobe Übungen jeweils auf die Fettverbrennung aus? Man hat eine achtwöchige Studie durchgeführt, bei der die Teilnehmer in zwei Gruppen aufgeteilt waren. Die eine Gruppe kombinierte aerobe mit anaeroben Übungen, die zweite Gruppe absolvierte ausschließlich aerobe Übungen. Die Teilnehmer der ersten Gruppe verloren 3,25 kg mehr Fett als die der zweiten Gruppe.[8]

Und wie verhält es sich, wenn man Krafttraining mit Ernährungsumstellung kombiniert? Eine Studie der Tufts University in Amerika verordnete den weiblichen Teilnehmern eine ähnliche Diät wie die, die ich empfehle (um langsamen, aber gleichmäßigen Gewichtsverlust zu fördern), wobei die Hälfte der Frauen noch zusätzlich zweimal die Woche ein Krafttraining absolvierte. Beide Gruppen verloren ungefähr 5,8 kg Gewicht. Als allerdings die Körperfettwerte erfasst wurden, wurde der Unterschied zwischen den beiden Gruppen extrem deutlich. Bei den Frauen, die ausschließlich mit dem Ernährungsprogramm gearbeitet hatten, waren zusammen mit dem Fett auch 1,3 kg an Muskelmasse verloren

## Die ultimativen Bauchtrainer

Wenn Sie sich schon seit vielen Jahren mit Ihrem Bauchspeck herumschlagen, ist die Wahrscheinlichkeit groß, dass Sie auch das eine oder andere Mal mit einem der zahlreichen Spezial-Bauchtrainer in Berührung gekommen sind. Wäre es nicht wirklich toll, wenn Sie all meine Ratschläge vergessen könnten, sich einfach nur so ein Gummiteil um die Fettschichten wickeln, anschalten und, schwuppdiwupp, tolle Resultate erzielen würden? Sorry, aber das ist leider nicht drin!

Ebenso wenig können Sit-ups oder ähnliche Übungen die ganze Arbeit allein machen. Natürlich ist es wichtig, die Bauchmuskeln und die Tiefenmuskulatur im Rumpfbereich zu stärken. Andererseits können Übungen, die sich auf einen begrenzten Körperbereich beschränken, nun einmal das Gesamtproblem nicht lösen. Wenn Ihre Bauchmuskulatur von einer stattlichen Fettschicht überlagert wird, macht es keinen Sinn, einen Waschbrettbauch anzustreben – denn der wäre ja unter der Fettschicht gar nicht zu sehen. Und um diese Schicht loszuwerden, müssen Sie das Problem von innen heraus lösen.

gegangen. Bei der Vergleichsgruppe mit kombiniertem Ernährungs- und Trainingsprogramm hingegen hatte die Muskelmasse um 450 g zugenommen. Nur bei der »Kombigruppe« entspricht der Gewichtsverlust also zu 100 Prozent einem Fettverlust – und das sind 44 Prozent mehr als bei der Gruppe ohne Sportprogramm.[9] Die Figur der Frauen in der »Sportgruppe« hatte sich erheblich verändert.

### Sorgen Sie für Abwechslung!

Der menschliche Körper ist ja überaus schlau! Ähnlich wie er auf jede Art von Nahrungseinschränkung mit einer Stoffwechselverlangsamung reagiert, kompensiert er auch den Einfluss von Körpertraining. Nach vierwöchigem intensivem Übungsprogramm beginnt er, effizienter zu arbeiten, und benötigt demzufolge für die gleichen Übungen weniger Energie. Damit die Fettverbrennung dadurch nicht nachlässt, sollte das Bewegungsprogramm regelmäßig variiert werden (gehen statt laufen, mal Rad fahren, mal rudern usw.). Gleichzeitig sollten Sie die Intensität allmählich steigern, damit der Körper nicht in Routine verfallen kann.

Die sicherste Methode, um einen Gewöhnungseffekt des Körpers zu vermeiden, ist ein abwechslungsreiches Intervalltraining (siehe Kapitel 9).

## Empfehlenswerte Gymnastik

Ob Yoga, Pilates oder Feldenkrais: Diese Trainingsmethoden sind besonders hilfreich beim Abbau der Pölsterchen um Bauch und Taille, weil sie auch beruhigend wirken.

### Yoga, Tai-Chi and Qi-Gong

Diese Ganzkörper-Trainingsmethoden können Ihnen als Teil eines Anti-Fett-Programms gute Dienste erweisen. Denn sie alle eignen sich zur Stressreduktion und können helfen, den Cortisolspiegel zu regulieren. Diese Techniken arbeiten mit langsamen, kontrollierten Bewegungen und konzentrieren sich dabei sehr auf korrekte Atmung. Dadurch wirken sie alle sehr beruhigend. Viele Menschen neigen, ohne sich dessen bewusst zu sein, zu extrem flacher Atmung, wie sie auch bei den Kampf-und-Flucht-Reaktionen auftritt. Das kann in Stresszeiten mitunter zur Hyperventilation führen. Yoga und ähnliche Übungstechniken können Ihnen helfen, richtig zu atmen. Yoga ist außerdem eine Form von Krafttraining, bei der Ihr eigenes Körpergewicht sozusagen als Arbeitsgerät eingesetzt wird.

### Körpertraining nach Pilates

Obwohl das Körpertraining nach Pilates schon ungefähr achtzig Jahre alt ist, erlangte es erst im vergangenen Jahrzehnt größere Popularität. Entwickelt wurde es ursprünglich von Joseph Pilates, einem deutschen Krankenpfleger und Physiotherapeuten, um Patienten nach langer Bettlägerigkeit wieder auf die Füße zu helfen und ihre Muskeln zu stärken.

Pilatestraining wird am Boden oder mit speziellen Geräten ausgeführt. Es zielt darauf ab, Körperbewusstsein zu vermitteln, die Muskeln zu stärken (besonders Bauch- und Rückenmuskulatur) und die Beweglichkeit zu verbessern, ohne den Körper jedoch zu überanstrengen.

Die Pilatesübungen stellt man sich am besten wie eine Mischung aus Yoga und Gewichtstraining vor.

Pilatestraining und Übungen, die auf großen Gymnastikbällen ausgeführt werden, helfen uns, die so genannte Kernstabilität zu verbessern: Sie kräftigen vor allem die Tiefenmuskulatur, also die inneren Muskelschichten im oberen Bauch- und Rückenbereich. Stabilisierungsübungen konzentrieren sich auf all diese tief liegenden Muskelgruppen gleichzeitig. Weil es bei solchen Übungen auf die korrekte Ausführung ankommt, ist es sinnvoll, sie in einem Kurs oder Fitnessstudio zu erlernen oder zumindest mit einem guten Video zu arbeiten.

### Alexander- und Feldenkrais-Technik

Diese beiden Methoden vermitteln Körperbewusstsein. Sie sollen lernen, wie Sie die Kraft Ihres Körpers besser nutzen können. Körperspannung kann durch so einfache Tätigkeiten wie Sitzen, Stehen, Körperdrehung und Atmung erzeugt werden. Beide Methoden sollen Ihren Körper wieder lehren, so effizient und mühelos zu funktionieren, wie es früher selbstverständlich war. Dem Körper werden durch diese Methoden schlechte Angewohnheiten abtrainiert und die Art, wie Sie sich halten und bewegen, wird deutlich verbessert. Sie können in der Tat schon schlanker aussehen, wenn Sie nur aufrecht stehen statt nachlässig »rumzuhängen«.

## Die Anstrengung lohnt sich!

Die Vorteile gymnastischer Bewegung sind enorm: Sie werden Ihrer Wunschfigur immer näher kommen und der Schwimmring wird zusehends schwinden. Die Wirkungsweise der Übungen ist vielschichtig. Schon nach nur 10 Minuten konsequenter Anstrengung beginnt das Gehirn Endorphine (die Wohlfühl-Neurotransmitter oder Glückshormone) zu produzieren, die beruhigend wirken und Stresshormone reduzieren. Forschungen haben ergeben, dass bereits viermaliges forsches Gehen pro Woche bewirkt, dass Körperfette abgebaut sowie Insulinresistenz und Nahrungsverwertung verbessert werden.[10]

### Fit im Studio

Wenn Sie zum ersten Mal im Leben (oder zumindest zum ersten Mal seit vielen Jahren) sportlich aktiv werden möchten, sollten Sie ein Fitness-Studio besuchen. Dort können Sie unter professioneller Anleitung Übungen erlernen, die speziell auf Ihre Bedürfnisse und Ihre Leistungsfähigkeit zugeschnitten sind. Es gibt Fitnessübungen für alle Altersgruppen und für beide Geschlechter.

Sie sehen: Ausreden gelten nicht, zumal Sie ja nun wissen, dass erst die Kombination aus richtiger Ernährung und gezielter Bewegung den Erfolg der Gewichtsreduktion bringt.[11] Einen einfachen, umfassenden Übungsplan finden Sie in Kapitel 9.

# Wie Sie Stress abbauen können

[ und sich wohler fühlen ]

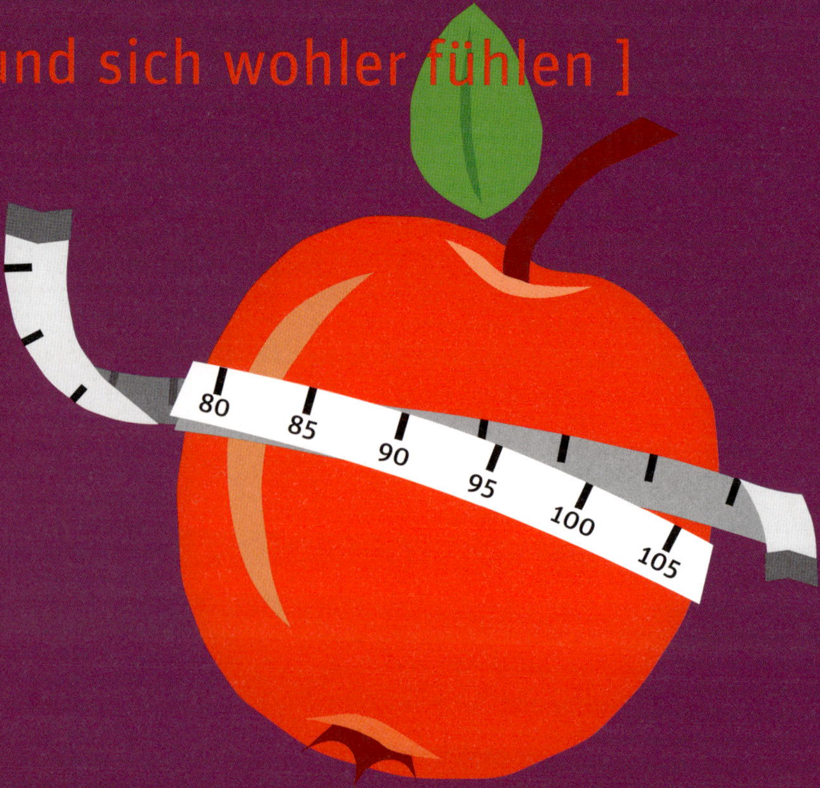

# Raus aus dem Alltagsstress!

Es ist bereits deutlich geworden, dass der **Schlüssel zur Reduktion Ihres Bauchspecks** darin liegt, Stresshormone abzubauen, besonders Cortisol. Und wie aus den vorangehenden Kapiteln klar wird, können Sie das durch einige Änderungen Ihres Lebensstils bewerkstelligen.

## Verändern Sie sich!

Wenn Sie Ihren Schwimmring dauerhaft loswerden wollen, rate ich zu folgenden Änderungen:

- **Den Blutzuckerspiegel mithilfe meiner Ernährungsvorschläge ausbalancieren**
- **Drei Monate lang ausgewählte Nahrungsergänzungsmittel einnehmen**
- **Zeit für Übungen einplanen**

Damit diese Veränderungen Wirkung zeigen, ist es wichtig, dass Sie sich auch die Stressfaktoren in Ihrem Leben ansehen. Finden Sie heraus, welche Faktoren Sie beeinflussen können – und welche nicht.

### Zu wenig Zeit – zu viel Stress

Obwohl wir in einer hochtechnisierten, bequemen Welt leben, in welcher wir rund um die Uhr einkaufen und fernsehen können und nahezu für jede tägliche Arbeit über eine geeignete Maschine verfügen, haben wir alle auffallend wenig Zeit, obwohl man doch das Gegenteil erwarten sollte. Jeder hat ein Handy. E-Mails und SMS erfordern sofortige Antworten und Resultate, wodurch Anforderungen und Druck ständig steigen.

Viele Frauen haben permanent das Gefühl, keine Zeit für sich selbst zu haben. Nach Schätzungen leiden in Großbritannien drei Viertel aller Frauen zwischen 25 und 55 Jahren unter dem belastenden »Hurried Woman Syndrome« (Seite 18): ein typisches Phänomen unserer Zeit mit allen klassischen Symptomen wie Müdigkeit, gesteigertem Appetit und mangelndem sexuellen Interesse – die alle auch mit einem erhöhten Cortisolspiegel einhergehen.

### Hölle zu Himmel!

**Es kommt auch auf Ihre Einstellung an. Denken Sie positiv. Denn »des Menschen Geist ist ein eigener Ort, macht in sich selbst aus Hölle Himmel und aus Himmel Hölle.« So formuliert es John Milton in seinem Werk »Das verlorene Paradies«.**

Vermutlich fühlen Sie sich, wie so viele Frauen, wie ein Jongleur, der versucht, ständig unzählige wirbelnde Teller in der Luft zu balancieren. Jeder Teller stellt eine Ihrer vielen verschiedenen Aufgaben dar: Arbeit, Partnerschaft, Kinder, Haushalt, Versorgung bedürftiger Angehöriger.

Sie verbringen Ihr Leben damit, all diese Teller in Schwung zu halten, denn wenn Sie es nicht täten, würden sie alle mit Getöse herunterfallen.

## Stress ist Stress ist Stress

Vielleicht sind das alles keine weltbewegenden, markerschütternden Dinge, die Sie leisten müssen. Und wenn Sie auch keinen Stress um das Gelingen eines Millionengeschäfts haben – es ist trotzdem alles sehr hart. Und es ist absolut unerbittlich.
Ihr Körper kann nicht unterscheiden, ob Ihr Stress entsteht, weil Sie Ihre drei kleinen Kinder morgens pünktlich aus dem Haus bringen sollen, weil Sie ein Millionenunternehmen vor dem Ruin retten müssen – oder ob Sie um Ihr Leben rennen.

# Besser leben ohne Stress

**Straffes Zeitmanagement ist keine Spielerei, sondern Arbeit.**

**Doch die Mühe lohnt sich. Exakte Zeitplanung hilft Ihnen, Stressfallen aus dem Weg zu gehen, schon wieder zu spät zu kommen, schon wieder eine Verabredung zu verpassen, hektisch zu essen und niemals Zeit für sich selbst zu haben. Parkinsons Gesetz besagt: »Jede Arbeit dauert so lange, wie Zeit für ihre Beendigung zur Verfügung steht.«**

Stress ist Stress ist Stress. Die körperlichen Auswirkungen sind – unabhängig von der Stressursache – immer gleich. Und sie schaden Ihrer Gesundheit erheblich.
Wenn Sie ohnehin zu Fettpolstern um Bauch und Taille neigen, dann wird diese Neigung unter Stress nur verstärkt. Das ist normal. Denn Ihr Körper versucht lediglich, sich gegen den Angriff zu wehren, den Ihr Alltagsleben für ihn darstellt.

## Es gibt einen Ausweg

Sie sehen vielleicht keinen Ausweg aus dieser Situation, aber Sie können Ihr Leben nicht unbegrenzt lange so fortführen. Etwas wird sich ändern müssen, sonst steuern Sie unaufhaltsam in Richtung Herzerkrankung, Bluthochdruck oder Diabetes. Ihrer Gesundheit zuliebe – wenn schon nicht Ihrer Figur zuliebe – sollten Sie eine Bestandsaufnahme vornehmen und herausfinden, was in Ihrem Leben geändert werden muss.
Das muss nicht so hart sein, wie Sie vielleicht befürchten. Schon wenn Sie (beispielsweise mithilfe meines Ernährungsplans) Ihren Blutzuckerspiegel in den Griff bekommen, werden Sie automatisch einen Teil der Stressbelastung für Ihren Körper abbauen, weil Sie die Blutzucker-Achterbahn zum Stillstand bringen (siehe Seite 54). Das ist ein riesiger erster Schritt in die richtige Richtung, und wenn Sie ihn erst einmal geschafft haben, werden Sie feststellen, dass Sie auch andere Lebensbereiche in den Griff bekommen. Sie werden gezielt Maßnahmen zum weiteren Stressabbau ergreifen können.
Sehr oft haben mir Frauen schon berichtet, dass Sie nach einer Ernährungsumstellung weitaus besser in der Lage waren, ihr Leben unter Kontrolle zu halten.

# Ein Blick auf Ihr Leben

Es gibt zwei Möglichkeiten, den Stress in Ihrem Leben in den Griff zu bekommen. Entweder Sie beißen die Zähne zusammen und nehmen einige wenige, aber einschneidende Veränderungen vor, um weniger jonglieren zu müssen (z. B. Arbeitszeit verkürzen, früher zu Bett gehen und dafür auch früher aufstehen, um nicht so hetzen zu müssen).

Oder aber Sie erlernen ein paar Strategien, um mit Stress besser umgehen zu können. So verringern Sie seine negativen Auswirkungen auf Ihren Körper. Nehmen Sie sich ein paar Minuten Zeit, um einen sorgfältigen Blick auf Ihr Leben zu werfen, und beantworten Sie die folgenden Fragen:

- Gibt es Stressfaktoren, die Sie grundlegend ändern können?
- Wenn Ihr Job dauerhaft zu anstrengend ist, könnten Sie ihn wechseln?
- Haben Sie unrealistische Erwartungen oder Ziele?
- Setzen Sie sich selbst zu stark unter Druck – wollen Sie eine »Superfrau« sein?
- Müssen Sie alles selbst machen?
- Welche Rahmenbedingungen können Sie ändern?
- Was sollten Sie an Ihrer Lebenseinstellung ändern?
- Können Sie »Nein« sagen?

## Das können Sie tun:

Wenn Sie lernen, Ihre Zeit effektiver zu nutzen, sind Sie schon einen großen Schritt weiter. Sie könnten zunächst:

- Sich in Ruhe hinsetzen und einen Wochenplan ausarbeiten
- Einen Essensplan für die Woche erstellen, damit Sie nicht von hungrigen Kindern überfallen werden
- Sich selbst ein bisschen mehr Zeit mit der Familie oder Freunden gewähren (vielleicht einen Abend in der Woche mit den Freundinnen?)
- Ein wenig Zeit in der Woche, oder sogar an jedem Tag, freischaufeln, um einfach nur zu entspannen und etwas zu tun, was Ihnen gefällt (und wenn es auch nur ein Kreuzworträtsel oder Sudoku ist – das ist ja Ihre Sache)

Versuchen Sie, diese Überlegung zu beherzigen. Nehmen Sie sich ein bisschen Zeit für sich selbst. Beobachten Sie, was geschieht: Die Welt stürzt nicht ein – alles andere um Sie herum muss sich fügen.

## Denken Sie an sich!

Sehen Sie sich selbst als das Herz Ihrer Familie an, das pumpt und pumpt und Energie aufbringt, um alle glücklich und gesund zu erhalten.

Aber das menschliche Herz ist auch egoistisch. Wenn es ihm schlecht geht, wird es zuerst sich selbst mit Blut und Sauerstoff versorgen und erst danach die übrigen Organe. Wenn es anders wäre, hätte keines der anderen Organe eine Überlebenschance.

Genauso wie das Herz verdienen auch Sie es, gut für sich selbst zu sorgen. Denn ohne Sie würden die anderen niemals zurechtkommen. Erlauben Sie sich, an sich selbst zu denken!

### Was ist möglich?

Tatsache ist, dass Sie mit weniger Stress definitiv in kürzerer Zeit mehr erledigen können, weil Ihr Körper und Ihr Gehirn wieder hocheffizient arbeiten können und nicht in blindem Aktionismus ohne klares Konzept herumwirbeln.

Nehmen Sie jetzt sofort ein paar kleine Veränderungen vor. Vielleicht denken Sie einmal ans »Runterfahren«? Könnten Sie den Job wechseln oder sich darum bemühen, einen Tag in der Woche zu Hause zu arbeiten? Könnten Sie etwas Geld in Stressabbau investieren und beispielsweise eine Haushaltshilfe oder ein Kindermädchen engagieren?

Wenn Sie Ihr Augenmerk stärker auf Ihre Gesundheit und Ihr Wohlbefinden richten, bekommen Sie Ihr Leben viel leichter in den Griff.

## Von gutem und schlechtem Stress

Vielleicht erinnern Sie sich noch an ein Zitat von Hans Selye weiter vorn in diesem Buch: »Jedes Lebewesen ist ständig einem gewissen Maß von Stress ausgesetzt.« Das Yerkes-Dodson-Gesetz besagt, dass Gesundheit und Leistungsfähigkeit unter Stress proportional ansteigen, bis ein Maximum erreicht ist, das man den optimalen Stresspunkt (»optimum stress point«) nennt.

### Unsere Stresskurve

Hält Dauerstress über diesen optimalen Stresspunkt hinaus an oder steigt die Stressintensität weiter, brechen letztendlich Gesundheit und Leistungsfähigkeit vollständig zusammen.

Dieses Gesetz erklärt, warum zu wenig Stress ebenso schlecht ist wie zu viel. Wie immer geht es um die Ausgewogenheit. Bei zu wenig Stress würden wir morgens gar nicht erst aus dem Bett kommen. Wir brauchen etwas Stress, um uns zu motivieren und anzutreiben.

Als optimalen Stresspunkt bezeichnet man den höchsten Punkt der Kurve, also den Bereich, in dem der Stresspegel gerade richtig ist. Kennen Sie diese glücklichen Tage, an denen Sie morgens beschwingt aufstehen und Ihnen alle Arbeiten scheinbar mühelos von der Hand gehen? Wenn der Stresspegel über den optimalen Punkt ansteigt, bemerken Sie das vermutlich zunächst gar nicht und registrieren nur, dass die Dinge »heute mal« nicht mehr ganz so locker laufen.

## Und plötzlich geht etwas schief

Und dann geht in der kritischen Stressphase eine winzige Kleinigkeit schief (möglicherweise finden Sie keinen Parkplatz und verspäten sich deshalb) und plötzlich scheint alles zusammenzubrechen. Das ist in der Regel der Moment, in dem Sie bemerken, dass Sie so nicht mehr weitermachen können. Dass die meisten Menschen trotzdem nichts Grundlegendes am Stress in ihrem Leben ändern, verrät die zunehmende Zahl der Bauchträger und Bauchträgerinnen.

Sehen Sie sich die Grafik unten auf dieser Seite an. Wo auf der Kurve stehen Sie? Wenn Sie die Grenze des Angenehmen bereits überschritten haben, halten Sie einen Moment inne, um sich darüber klar zu werden, was Sie tun können, um Ihren Stresspegel in einen akzeptablen Bereich herunterzufahren.

## Wo stehen Sie in der Stresskurve?

Die Zeichnung veranschaulicht, warum zu wenig Stress ebenso schlecht ist wie zu viel. Das Yerkes-Dodson-Gesetz besagt, dass Gesundheit und Leistungsfähigkeit unter Stress proportional ansteigen, bis ein Maximum erreicht ist: der optimale Stresspunkt. Das ist der höchste Punkt dieser Kurve, der Bereich, in dem der Stresspegel gerade richtig ist. Dauert Stress über diesen Punkt hinaus an oder steigt die Intensität weiter, brechen Gesundheit und Leistungsfähigkeit völlig zusammen.

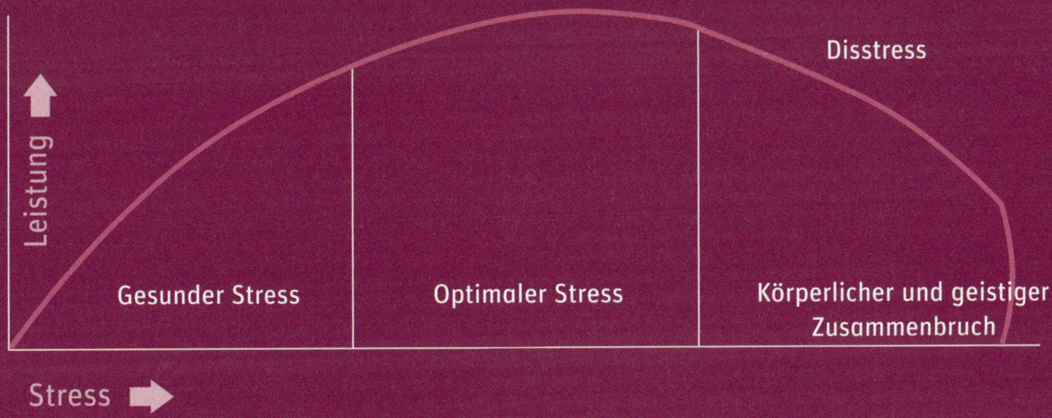

# Anti-Stress-Tipps

Schon mit kleinen Veränderungen im Alltag können Sie Ihren Stresspegel senken.

## Setzen Sie Prioritäten!

Stellen Sie eine lange, lange Liste all Ihrer stressfördernden Tätigkeiten auf und setzen Sie Prioritäten entsprechend deren Wichtigkeit. Nur zu oft werden die schwierigsten oder anstrengendsten Arbeiten beiseite geschoben. Bedenken Sie, wie viel besser und freier Sie sich fühlen werden, wenn diese Arbeiten endlich getan sind. Haken Sie jede erledigte Arbeit auf der Liste ab.

## Delegieren Sie!

Überlegen Sie, ob nicht manche Dinge auch von anderen erledigt werden können. Es ist eine typisch weibliche Eigenschaft, alles selbst machen zu wollen, weil es ja sowieso niemand sonst richtig macht. Damit das Delegieren allerdings funktioniert, müssen Sie Pflichten loslassen – dann kann auch der Körper das überschüssige Fett loslassen und abspecken.

## Nehmen Sie sich wichtig!

Es ist äußerst notwendig, dies zumindest hin und wieder zu tun. Sie können beispielsweise Fitnesstraining als »Ihre Zeit« definieren und darauf bestehen, sie sich zu nehmen. Noch besser sind regelmäßige Massagen. Einerseits ist eine Massage ein Genuss »ganz für Sie allein«, andererseits wirkt sie auch sehr positiv auf den Cortisolspiegel und lindert dadurch negative Stressauswirkungen.[1]

Naturheilverfahren können ebenfalls die Stresshormone reduzieren. Nach Angaben der Weltgesundheitsorganisation WHO ist beispielsweise Akupunktur zum Stressabbau geeignet. Reflexzonenbehandlung, Yoga und Tai-Chi haben sich als Entspannungstherapien bewährt. Probieren Sie alles aus, um herauszufinden, was Ihnen gut tut. Sie werden entdecken, dass schon das Experimentieren mit verschiedenen Methoden Entspannung bringt.

## Relativieren Sie die Dinge!

**Sind die Dinge, über die Sie sich Sorgen machen, wirklich noch so wichtig, wenn Sie sie in einen größeren Zusammenhang stellen? Mark Twain brachte es auf den Punkt: »Ich bin ein alter Mann und habe mir über viele schlimme Dinge Sorgen gemacht, aber die meisten dieser Dinge sind niemals passiert.« Wenn Sie bedenken, dass 40 Prozent unserer Befürchtungen niemals Realität werden und wir dann noch 40 Prozent von dem, was wirklich geschieht, sowieso nicht verhindern können, dann heißt das, dass wir uns zu 80 Prozent den Kopf über »ungelegte Eier« zerbrechen.**

Fangen Sie klein an: Reservieren Sie täglich 10 Minuten ausschließlich für sich – und bauen Sie darauf auf: Lesen Sie eine Zeitung, lösen Sie ein Kreuzworträtsel und machen Sie diese Auszeit zur festen Gewohnheit, bis Sie schließlich einen festen Teil eines jeden Tages verbringen, wie immer Sie es möchten.

## Nehmen Sie sich Zeit zum Essen!

Bitte nicht hetzen beim Essen und auch nicht das Essen stehen lassen, um anderes zu tun! Beim Essen ist das »Wie« ebenso wichtig wie das »Was« (siehe Seite 77).
Ich kenne viele Frauen, die beim Essen ständig aufspringen und herumrennen, um andere Familienmitglieder zu bedienen. Stopp! Sie brauchen auch Ihre Zeit! Setzen Sie sich hin und atmen Sie ein paarmal tief durch, bevor Sie mit der Mahlzeit beginnen. Dann kauen Sie Ihr Essen sorgfältig und genießen Sie Ihr Essen. Nehmen Sie sich die Zeit, sich am Geruch und am Geschmack zu erfreuen. Wenn Sie ein wenig langsamer essen, werden Sie ganz automatisch weniger zu sich nehmen. Denn Sie geben Ihrem Körper die 20 Minuten, die er braucht, um zu registrieren, dass er satt ist.
Sie sollten auch versuchen, Essen nicht mehr als Mittel zur Stressbewältigung zu betrachten. Wenn Ihr Körper unter Stress steht, fordert er Sie zum Essen auf. Und obwohl dieser Impuls meist sehr intensiv ist, sollten Sie unbedingt versuchen, ihm zu widerstehen.

## Nehmen Sie sich Zeit auf der Toilette!

Gehören Sie auch zu den Menschen, die oft viel zu beschäftigt sind, um sich Zeit für ihr »Geschäft« zu nehmen? Ihr Körper braucht aber eine gewisse Routine und dazu gehört auch regelmäßiger Stuhlgang. Denn das ist für Ihren Körper der einzige Weg zur Ausscheidung von Abfallprodukten und Giften. Ein Gastroenterologe hat einmal angemerkt, dass Männer wesentlich seltener an Verstopfung leiden als Frauen, weil viele auf der Toilette in aller Ruhe die Zeitung lesen und nicht aufstehen, bevor der Darm wirklich geleert ist.

## Trainieren Sie Ihren Körper regelmäßig!

Gymnastische Übungen sind besonders wichtig für Ihren Körper, wenn Sie Ihren Bauch abspecken wollen (siehe Kapitel 6). Bewegung tut aber auch Geist und Seele gut. Beim Sport werden Neurotransmitter freigesetzt, so genannte Endorphine, die Sie fröhlicher, munterer und ausgeglichener machen. Außerdem dämpft das Training den Appetit auch noch eine Weile im Anschluss, weil Sie Stresshormone abgebaut haben und Ihr Körper Ihnen für einige Zeit keinen Hungerimpuls mehr sendet. Untersuchungen haben ergeben, dass sportliche Aktivität den Einfluss von Stress verringert, die Selbstachtung steigert, Ängste und Depressionen abbaut und die Stimmung verbessert.[2]
Bewegung – im Sinne von Unterstützung beim Stressabbau – bedeutet nun nicht, kilometerweit joggen zu müssen. Es kann schon genügen, zu Hause zu schöner Musik zu tanzen und dabei zu singen.

## Lassen Sie sich umarmen!

Mütter wussten schon immer, dass eine Umarmung Wunder wirken kann. Wissenschaftler haben jetzt bestätigt, dass dabei der Oxytocinspiegel steigt, was wiederum Stress abzubauen hilft. In einer Stu-

# Wie Sie Ihre Muskeln entspannen können

Die progressive Muskelrelaxation nach Jacobson

## Das tut Ihnen gut:

Die Muskelrelaxation nach Jacobson ist eine wunderbare Entspannungstechnik, die absolut nichts kostet. Sie können sie eigenständig zu Hause machen. Sie müssen sich nur die Zeit dafür zugestehen.

- Suchen Sie sich ein stilles Plätzchen, schließen Sie die Tür, schalten Sie das Telefon aus und atmen Sie ein paarmal tief durch.
- Auf dem Rücken liegend, spannen Sie beim Einatmen jeden einzelnen Körperteil an. Dann halten Sie für etwa fünf Sekunden den Atem an und halten dabei die Muskelspannung. Dann entspannen und langsam über die Dauer von zehn Sekunden ausatmen.
- Zehen einrollen und die Füße nach unten drücken. Entspannen.

## Einfach entspannen

- Fersen in den Boden stemmen, Zehen hochziehen. Entspannen.
- Wadenmuskeln anspannen. Wieder entspannen.
- Bein ausstrecken und Oberschenkelmuskulatur anspannen. Entspannen.
- Pobacken zusammenkneifen. Dann entspannen.
- Bauchmuskeln anspannen. Und entspannen.
- Ellenbogen beugen und den Bizeps anspannen. Entspannen.
- Schultern hochziehen und Nackenmuskulatur anspannen. Entspannen.
- Zähne zusammenbeißen, Stirn runzeln, dann die Augen so weit wie möglich aufreißen. Entspannen.
- Zum Schluss alle Muskeln gleichzeitig anspannen und 10 Sekunden lang die Spannung halten. Entspannen.
- Schließen Sie jetzt Ihre Augen. Konzentrieren Sie sich für 30 Sekunden auf einen imaginären Diamanten, der auf einem Untergrund aus schwarzem Samt funkelt, während Sie weiterhin gleichmäßig, langsam und tief atmen.
- Danach konzentrieren Sie sich für weitere 30 Sekunden auf einen beliebigen Gegenstand, der Ihnen Ruhe vermittelt. Erst dann öffnen Sie Ihre Augen.

die wurden Oxytocin- und Adrenalinspiegel bei sich umarmenden Paaren untersucht. Eine 20 Sekunden dauernde Umarmung senkte den Adrenalin- und erhöhte den Oxytocinspiegel.[3]

## Lachen Sie!

Bewahren Sie sich Ihren Humor. Wenn Sie lächeln und lachen können, auch wenn Ihnen vielleicht gar nicht danach zumute ist, setzt Ihr Körper Wohlfühl-Chemikalien frei. Sie können tatsächlich einen positiven Stimmungswechsel bewirken. Lachen verbessert die Sauerstoffversorgung des Blutes, wodurch die Wohlfühl-Neurotransmitter im Gehirn beeinflusst werden und Sie gleich fröhlicher werden. Lachen ist wirklich die beste Medizin!

## Erlernen Sie Entspannungstechniken!

Das können so einfache Dinge sein wie beispielsweise beruhigender Musik zu lauschen, sich mit einem heißen Bad mit ätherischen Ölen zu verwöhnen, einen friedlichen Spaziergang, Yoga oder meditative Übungen zu machen. Meditation hat sich ebenfalls als ein sehr wirkungsvolles Mittel sowohl zum Stressabbau als auch zur Senkung von Bluthochdruck bewährt.[4] Sie können auch Visualisierungstechniken, sowie Methoden für langsames Atmen oder Muskelentspannung ausprobieren (siehe linke Seite).

## Lernen Sie richtig zu atmen!

Dies ist einer der wichtigsten Tipps zum Stressabbau. Vielleicht fragen Sie sich jetzt, warum Sie das Atmen lernen sollen – schließlich atmen wir alle ganz automatisch. Das mag sein, doch wir atmen viel zu oft falsch. Wenn Sie ein Baby beobachten, können Sie sehen, dass sich der Bauch des Kindes beim Atmen hebt und senkt. Es atmet über sein Zwerchfell. Wir Erwachsenen neigen leider dazu, nur sehr flach und nur mit der oberen Brusthälfte zu atmen, was uns sehr anspannt und auch ermüdet. Wenn wir unter Stress stehen, atmen wir oft noch flacher, wodurch das Gefühl der Anspannung zusätzlich gesteigert wird. Manchmal kommen wir der Hyperventilation recht nahe!

Wenn Sie lernen, **über Ihr Zwerchfell zu atmen** (Bauchatmung), signalisieren Sie Ihrem Körper, dass Sie nicht unter bedrohlichem Stress stehen. Gleichzeitig lassen Sie mehr Sauerstoff in Kopf und Körper zirkulieren. **Dadurch gewinnen Sie mehr Energie.**

## Brust- oder Bauchatmung?

Legen Sie sich auf den Rücken. Legen Sie Ihre rechte Hand auf Ihre Brust und die linke Hand oberhalb des Nabels auf den Bauch. Atmen Sie so, wie Sie es immer tun.
Nun beobachten Sie Ihre Hände und sehen Sie, welche sich im Rhythmus der Atmung bewegt. Wenn sich Ihre rechte Hand stärker bewegt als die linke, atmen Sie zu flach und sollten bald versuchen, daran etwas zu ändern.

## Richtig atmen und sich wohl fühlen

Die Wohlfühl-Neurotransmitter im Gehirn können bei Zwerchfellatmung ihre Arbeit optimal erledigen, und obendrein wird das Entspannungszentrum im Gehirn aktiviert.

Durch korrekte Atmung können Sie Ihren Cortisolspiegel senken und Ihrem Körper ermöglichen, sich von seinem Bauchfett zu trennen. Aber das ist noch nicht alles. Nahrung wird im Körper mittels Sauerstoff verbrannt. Je mehr Sauerstoff also in Ihrem Körper zirkuliert, umso besser wird die Nahrungsverbrennung funktionieren.

Richtige Atmung gibt Ihnen mehr Energie, erhöht Ihren Grundumsatz und hindert den Körper daran, Nahrung in Form von Fett zu speichern.

In manchen Kursen, zum Beispiel Yoga und Pilates, wird die Zwerchfellatmung trainiert. Aber Sie können sie durchaus auch für sich allein zu Hause lernen. Wie alles Neue und Fremde wird es sich anfangs etwas merkwürdig anfühlen. Doch letztlich sollte Ihnen die tiefe Zwerchfellatmung zur Selbstverständlichkeit werden und die flache Brustatmung ablösen, mit der Sie sich bisher begnügt haben.

Leichter gelingt das »Umlernen« mit folgendem Programm, das Sie eine Woche lang täglich 10 Minuten üben sollten:

- **Legen Sie sich auf den Bauch, die Beine etwa 60 cm auseinander, die Füße entspannt auswärts gedreht**
- **Die Arme bequem unter dem Kopf kreuzen und den Kopf auf die Arme legen**
- **Entspannen**

Durch den Druck des Bodens auf Ihren Bauch können Sie in dieser Position ausschließlich über Ihr Zwerchfell atmen. Spüren Sie 10 Minuten lang, wie sich diese Atmung anfühlt:

- **Der Atem sollte sanft ein- und ausfließen.**
- **Ausatmen sollte länger dauern als Einatmen.**
- **Sie sollten durch die Nase atmen, nicht durch den Mund.**

Nachdem Sie schon eine Woche lang täglich 10 Minuten im Liegen geübt haben, probieren Sie es im Stehen:

- **Aufrecht stehen, die Füße leicht geöffnet**
- **Einige Male sanft durch die Nase ein- und ausatmen**
- **Die Hände auf den Bauch legen**
- **Jetzt beim Einatmen den Bauch kräftig vorstrecken – Sie sollten dabei spüren, wie Ihre Hände nach vorn geschoben werden.**
- **Den Atem kurz anhalten**
- **Langsam durch die Nase ausatmen**
- **Stellen Sie sich beim Ausatmen vor, dass Anspannung und Stress wie ein sanfter Strom aus Ihrem Körper fließen.**
- **Zehnmal wiederholen**

Nehmen Sie sich während der nächsten drei Monate möglichst täglich 10 Minuten Zeit für diese Übung.

## Schlafen Sie ausreichend!

Schlaf spielt für die Gesundheit eine enorm wichtige Rolle. Die meisten Menschen schlafen zu wenig. Stressempfinden und Schlaf hängen umgekehrt proportional voneinander ab – je weniger Schlaf Sie bekommen, umso schwieriger wird der Umgang mit belastenden Situationen. Je mehr Schlaf Sie bekommen, umso weniger anfällig sind Sie für Stress im Alltag.

Schlaf ist nicht nur generell wichtig für Ihre Gesundheit, er trägt auch dazu bei, dass Ihr Körper optimal arbeitet und Sie physisch und emotional dazu in der Lage sind, den täglichen Anforderungen gerecht zu werden. Schlaf ermöglicht Ihrem Körper aufzutanken, fördert Heilungsprozesse und Zellwachstum. Schlafmangel hingegen ist ein zusätzlicher Stressfaktor.

Unsere heutige Gesellschaft neigt dazu, die Nacht zum Tag zu machen. Man will nichts verpassen. Schlaf ist fast ein Luxus geworden, obwohl er eigentlich zu den menschlichen Grundbedürfnissen gehört.

## Abnehmen (wie) im Schlaf!

Es ist möglich, schon mit einer einzigen zusätzlichen Stunde nächtlichen Schlafs das Gewicht zu reduzieren! Leptin ist eine Substanz, die während des Schlafens freigesetzt wird. Leptin steuert Appetit und Sättigungsgefühl, doch bei Schlafdefizit sinkt der Leptinspiegel.

Eine Untersuchung, die 13 Jahre lang mit 500 Erwachsenen zwischen 27 und 40 Jahren durchgeführt wurde, hat ergeben, dass diejenigen Frauen, die im Durchschnitt 2,25 kg zugenommen hatten, pro Nacht zwischen 7,3 und 7,7 Stunden schliefen. Die Frauen aber, die am meisten zugenommen hatten, schliefen weniger als sechs Stunden.[5]

Je länger Sie aufbleiben, umso größer ist natürlich auch die Wahrscheinlichkeit, dass Sie etwas essen – und der niedrige Leptinspiegel verstärkt den Appetit noch. Andere Untersuchungen haben ja schon gezeigt, dass der Leptinspiegel bereits bei sechstägigem Schlafmangel erheblich sinkt, sodass sich der Teufelskreis aus Schlafmangel und Appetit schnell schließt.[6] Klinische Tests, bei denen den Freiwilligen Schlaf entzogen wurde, ergaben einen starken Abfall des Leptinspiegels. Gleichzeitig stiegen die Gelüste auf Kohlenhydrate (Süßigkeiten) um beachtliche 45 Prozent. Es scheint, als ob die Körper der Teilnehmer so extrem müde waren, dass sie die süße Nahrung brauchten, um überhaupt wach zu bleiben.[7]

Wenn Sie grundsätzlich weniger als acht Stunden pro Nacht schlafen, wird die Folge langfristig ein höherer Blutfettwert und ein höherer BMI (Body-Mass-Index) sein.[8]

## Zu wenig Schlaf?

**Die Stundenzahl, die wir auf Schlaf verwenden, geht kontinuierlich zurück. Vor der Erfindung des elektrischen Lichts gingen die Leute ins Bett, wenn es dunkel wurde. Sie standen erst mit der Morgendämmerung wieder auf. So bekamen sie bis zu 9 Stunden Schlaf. Noch 1960 schliefen wir jede Nacht im Durchschnitt zwischen 8 bis 8,9 Stunden.[9] Heute dagegen sind es im Durchschnitt nur noch 6,9 bis 7 Stunden[10], weil wir viel Zeit vor dem Fernseher, beim Einkaufen und beim nächtlichen Surfen im Internet verbringen.**

Wir alle stehen unter dem Druck, möglichst viel zu schaffen. Wir werden oft anhand dessen beurteilt, was wir beruflich und privat erreicht haben. Es ist also nicht verwunderlich, dass wir immer länger aufbleiben müssen, um das vermeintliche Tagespensum abzuarbeiten.

### Schlafmangel und Cortisol

Wissenschaftler haben Speichelproben auf ihren Cortisolgehalt untersucht und dabei festgestellt, dass der Körper von Menschen mit Schlafdefizit Cortisol zwischen vier Uhr morgens und neun Uhr abends sechsmal langsamer abbaut als der von Menschen, die ausreichend schlafen. Der Cortisolspiegel ist demnach bei Menschen mit Schlafmangel viel zu lange viel zu hoch. Noch wichtiger ist allerdings die Tatsache, dass Alterungsprozesse während dieser Zeit beschleunigt zu verlaufen scheinen.[11] Schlafmangel lässt also nicht nur Ihren Cortisolspiegel ansteigen, was wiederum Ihre »Apfelfigur« weiter vervollkommnet. Er lässt Sie auch noch viel schneller als nötig altern.

Darüber hinaus kann unzureichender Schlaf Insulinresistenz verursachen. Eine entsprechende Untersuchung mit Personen, die sechs Nächte in Folge nur vier Stunden Schlaf bekamen, ergab Insulin- und Glukosewerte, die man bei Diabetikern vom Typ 2 erwarten würde.[12] Die Forschungsergebnisse der Amerikanischen Diabetes Vereinigung (American Diabetes Association) erbrachten im Jahr 2001 den Beweis, dass Menschen, die jede Nacht weniger als 6,5 Stunden schlafen, gegenüber Vergleichspersonen mit einer Schlafdauer von 7,5 bis 8,5 Stunden etwa 50 Prozent mehr Insulin produzieren und dabei gleichzeitig 40 Prozent der Insulinsensibilität einbüßen.

Wenn Sie ausgeruht sind, haben Sie emotional wie auch physisch **wesentlich bessere Voraussetzungen, einen anstrengenden Alltag zu meistern.** Schlafmangel schwächt Ihre Immunabwehr.

Einer Untersuchung zufolge verringert schon ein regelmäßiges geringes Schlafdefizit die Anzahl »natürlicher Killerzellen« im Körper, die für die Abwehr von Bakterien und Viren erforderlich sind.[13]

Wenn Sie stets und ständig unter Erkältungen und ähnlichen Infekten leiden oder sich rundum erschöpft fühlen, wird es Sie nicht weiter überraschen, dass die Anfälligkeit nach Zeiten mit unzureichendem

Schlaf besonders hoch ist. Schlaf wird einfach dringend benötigt. Man unterscheidet zwei Haupttypen von Schlafproblemen. Manche Menschen können nur schwer einschlafen. Andere wachen mitten in der Nacht auf und liegen dann wach.

## Lassen Sie los!

Körper, Geist und Seele sind so eng miteinander verwoben, dass sie sich ständig gegenseitig beeinflussen. Wenn Sie etwas bedrückt, dann ist auch Ihr Körper angespannt, kann schlecht loslassen und entspannen. Schlafen wird dadurch schwieriger, was natürlich wieder neuen Stress erzeugt.

Sie machen sich Sorgen, weil Sie nicht schlafen können und fragen sich, wie Sie den nächsten Tag überstehen sollen. Spüren Sie Schmerzen, Unwohlsein oder andere körperliche Beschwerden, kommt eine weitere Beunruhigung hinzu. Es entsteht immer noch mehr Anspannung und mehr Stress. Dass daraus weitere Schlafstörungen resultieren, ist wohl nicht verwunderlich. Da hätten wir also schon wieder einmal einen Teufelskreis!

## Keine Schlaftabletten

Verzichten Sie auf Schlaftabletten. Denn sie verändern den natürlichen nächtlichen Schlafrhythmus. In den ersten beiden Dritteln der Nacht kommen sowohl Leicht- als auch Tiefschlafphasen vor. Im letzten Drittel haben wir nur noch leichten Schlaf. REM (»rapid-eye movement«) genannte »Traumschlaf«-Phasen durchleben wir etwa alle 90 Minuten. Alle Schlafphasen sind gleichermaßen wichtig. Deshalb sind Schlaftabletten so gefährlich. Denn sie bringen diesen Rhythmus durcheinander. Wenn Sie dennoch Schlaftabletten einnehmen, setzen Sie diese bitte nicht schlagartig ab. Sie sollten das zunächst mit Ihrem Arzt absprechen.

## Ein Nickerchen in Ehren

Namhaften Politikern wie Winston Churchill und Margaret Thatcher sagt man nach, dass sie mit sehr wenig Nachtschlaf auskamen, weil sie tagsüber minutenkurze Nickerchen hielten.

Einige Frauen haben festgestellt, dass ihnen ein 10- bis 15-minütiges Schläfchen hilft, Stress abzubauen und neue Energie zu tanken. Andere Frauen allerdings fühlen sich nach so einem Minutenschlaf schlechter als vorher.

Der Trick beim Nickerchen ist, im Sitzen zu schlafen. Wenn Sie ins Bett gehen oder sich anderswo hinlegen, fallen Sie vermutlich in tiefen Schlaf und verschwinden für eine ungeplant lange Zeit ins Reich der Träume – oder Sie wachen zerschlagen wieder auf, weil Sie nicht ausgeschlafen haben. Die optimale Dauer für ein Nickerchen ist 25 bis 30 Minuten.

# Gute Nacht!

Schlafen Sie schlecht? Mit den folgenden Tipps fällt es Ihnen leichter, abends zur Ruhe zu kommen und entspannt zu schlafen.

## KEIN KOFFEIN

Vermeiden Sie Nahrung oder Getränke, die Koffein enthalten: Tee, Kaffee, Cola und Schokolade. Selbst entkoffeinierter Kaffee kann noch problematisch sein, da er andere anregende Substanzen enthält, die Sie möglicherweise munter halten.

## KLEINE PORTIONEN

Essen Sie über den Tag verteilt häufig kleine Portionen, um Ihren Blutzuckerspiegel konstant zu halten. Dadurch werden die Nebennierendrüsen nicht übermäßig zur Adrenalinproduktion angeregt. Dann kann auch der Cortisolspiegel abends so weit absinken, wie er eigentlich soll, und Sie kommen zur Ruhe.

## ABENDIMBISS

Falls Sie regelmäßig nachts aufwachen – besonders wenn Sie abrupt und mit Herzrasen aufschrecken – sollten Sie eine Stunde vor dem Schlafengehen einen kleinen kohlenhydratreichen Snack zu sich nehmen, etwa einen Haferkeks oder eine halbe Scheibe Roggenbrot. Dadurch wird ein nächtlicher Abfall des Blutzuckerspiegels (nächtliche Hypoglykämie) und der plötzliche Adrenalinausstoß zum Ausgleich des Blutzuckerspiegels vermieden.

## KEIN ALKOHOL

Vermeiden Sie Alkohol! Alkohol erhöht nicht nur den Blutzuckerspiegel, sodass dann wieder Adrenalin und Cortisol freigesetzt werden. Er blockiert auch den Transport von Tryptophan ins Gehirn. Tryptophan wiederum wird in Serotonin umgewandelt, einen Neurotransmitter, der beruhigend und entspannend wirkt. Trinken Sie zur Entspannung besser eine Tasse Kamillentee, bevor Sie ins Bett gehen.

## FRÜHER WORKOUT

Versuchen Sie Ihr Trainingsprogramm morgens zu absolvieren. Sport und Gymnastik können enorm anregend wirken. Manche Frauen empfinden es als schwierig, nach einem abendlichen Workout einzuschlafen.

## ÄTHERISCHE ÖLE

Gönnen Sie sich unmittelbar vor dem Schlafengehen ein warmes Bad mit ätherischen Ölen wie Bergamotte,

Lavendel, Kamille oder Majoran. Das Bad sollte nicht heiß sein, denn das ist eher stimulierend, aber es sollte ausreichend warm sein, damit Sie entspannen können. Einige Tropfen eines ätherischen Öls direkt auf dem Kopfkissen (oder mit einem Zerstäuber in die Raumluft gesprüht) können übrigens die gleiche Wirkung haben. Auch eine sanfte Massage mit ätherischen Ölen unmittelbar vor dem Zubettgehen kann überaus schlaffördernd wirken. Geranium und Rosmarin sind besonders gut für die Nebennierendrüsen.

## ALLES ROUTINE

Gewöhnen Sie sich eine Einschlafroutine an. Stellen Sie sich den Wecker nach Möglichkeit an jedem Tag zur gleichen Zeit, unabhängig davon, wann Sie letztendlich eingeschlafen sind. Versuchen Sie, um 22 Uhr im Bett zu liegen. Das mag Ihnen schwer fallen, stabilisiert aber den Biorhythmus und unterstützt die Senkung des Cortisolspiegels.

## LISTE SCHREIBEN

Schreiben Sie 1 Stunde vor dem Schlafengehen auf, was am nächsten Tag zu erledigen ist. Dann können Sie unbelastet einschlafen und grübeln nicht im Bett über die morgigen Pflichten.

## PFLANZLICHE MITTEL

Setzen Sie die pflanzlichen Heilmittel wie Baldrian, Passionsblume und Helmkraut ein. Alle wirken sanft beruhigend und können bei Schlaflosigkeit gute Dienste erweisen. Kamille beruhigt und harmonisiert das Nervensystem und fördert dadurch den Schlaf. Warnung: Auch pflanzliche Mittel können aber zu Abhängigkeit führen. Nicht über einen längeren Zeitraum anwenden!

## MAGNESIUM

Magnesium, bekannt als »Beruhigungsmittel von Mutter Natur«, eignet sich gut bei Schlafproblemen. Wenn Sie nachts unter zuckenden Beinen (RLS = restless legs syndrom) oder Krämpfen leiden, nehmen Sie durch Nahrungsergänzungsmittel ausreichend Magnesium und Vitamin E.

## SCHÖNE VORSTELLUNG

Probieren Sie Visualisierungstechniken. Stellen Sie sich vor, Sie wären an einem wunderschönen Strand: die warme Sonne auf Ihrer Haut, der weiche Sand unter Ihren Füßen, blauer Himmel, klares Wasser und der Duft zauberhafter Blüten. Sie können leise Musik im Hintergrund laufen lassen, während Sie sich fallen lassen und sich vorstellen, Sie wären in einem tropischen Paradies. Diese Technik kann hilfreich sein, wenn Sie sich müde fühlen, aber das Gehirn noch zu aktiv ist. Beschäftigen Sie es mit etwas Entspannendem, dann kann es viel leichter loslassen.

# Fettmacher-faktoren

[ die in den Genen liegen ]

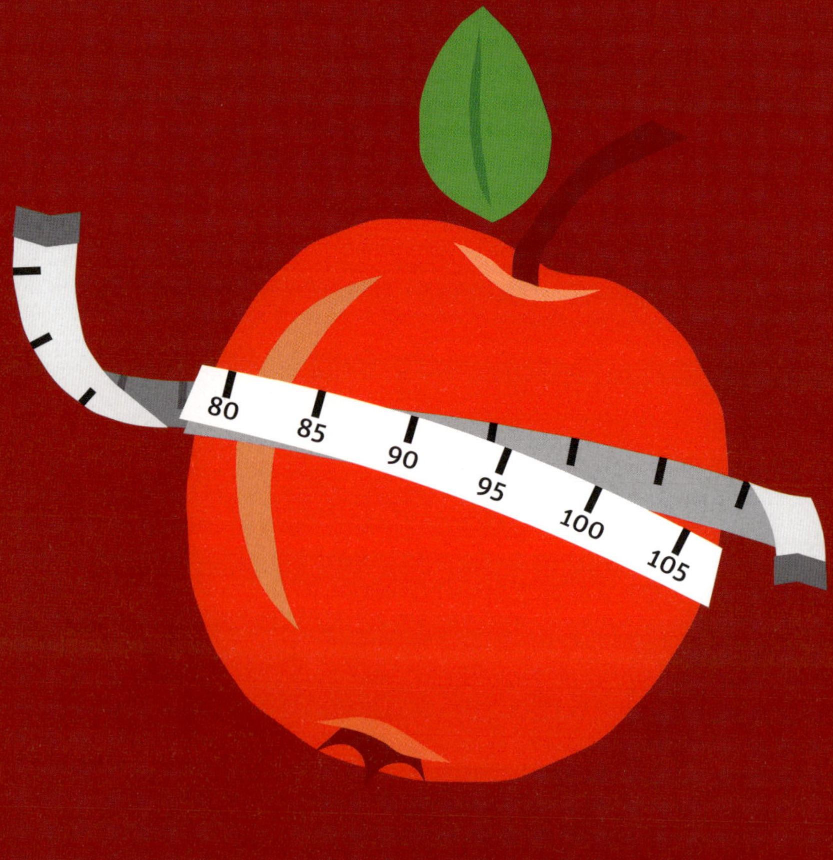

# Alles Vererbungs-sache?

Beeinflussen **Ihre genetischen Voraussetzungen** Ihre Figur? Ist es genetisch bedingt, welche Nahrungsmittel für Sie geeignet sind und welche nicht? Die Antwort auf beide Fragen lautet: Ja.

## Einfluss auf Figur und Gewicht

Um Anhaltspunkte darüber zu erhalten, wie sich genetische Effekte auf Ernährung, Figur und Gewicht auswirken, haben sich Wissenschaftler mit den Lebensgewohnheiten unserer Vorfahren beschäftigt. Unser Hormonsystem ist dem unserer Ahnen sehr ähnlich, obwohl sie sich doch als Sammler, Fallensteller und Jäger anders ernährten und in kargen Zeiten auch durchaus hungern mussten. Heute gehen wir bestenfalls im nächstgelegenen Supermarkt auf Jagd. Dort müssen wir die Beute nicht hetzen und erlegen, sondern finden sie gehäutet, zerlegt und säuberlich verpackt vor. Selbst die Beutemenge wird lediglich durch unser Portemonnaie begrenzt.

Unsere Nahrung setzt sich heute zu einem großen Teil aus künstlich aufbereiteten Kohlenhydraten, gesättigten Fetten und Zucker zusammen, mit denen unsere Vorfahren nichts hätten anfangen können. Doch an unserem genetischen Material hat sich nichts verändert.

### Träger Stoffwechsel war von Vorteil

Früher waren Menschen mit sehr trägem Stoffwechsel bestens geeignet, um Zeiten ohne Nahrung zu überstehen. Denn ihre Körper arbeiteten besonders effizient und speicherten alles in Form von Fett. Nur ein absolutes Minimum an Nahrung wurde zur Energiegewinnung benötigt. Der effiziente Stoffwechsel war lebenswichtig. Die Überlebenden von Hungersnöten trugen vermutlich ein Gen in sich, das es ihnen ermöglichte, alle verfügbaren Kalorien als Fett zu speichern – als Energiedepot für Notzeiten. Auch heute gibt es noch Kulturen, deren Nahrungsversorgung saisonbedingt stark schwankt.

### Die unerwünschte Fähigkeit

Die Menschen dieser Volksgruppen haben die Fähigkeit, Energie zu speichern, wodurch ihr Gewicht enormen Schwankungen unterliegen kann.[1] In der modernen westlichen Welt wird eine derartige Befähigung nicht gerade als besonders herausragend geschätzt, denn Menschen mit solchen »genetischen Qualitäten« müssen oft sehr auf ihr Gewicht achten.

Wenn Sie einen trägen Stoffwechsel haben, erweist er Ihnen in Zeiten von Nahrungsmittelknappheit hervorragende Dienste. In unserer modernen Überflussgesellschaft mit einem Überangebot an billigem Fastfood stellt er allerdings ein erhebliches Gesundheitsrisiko dar.

### Sparsame Gene

Die Pima-Indianer, ein im Süden Arizonas lebendes Urvolk, verfügen über ein so genanntes sparsames Gen. Ihr Stoffwechsel ist generell hervorragend auf Fettanhäufung als Vorbereitung für Hungersnöte ausgelegt.

Mehr als 2000 Jahre lang hatten die Pima-Indianer Weizen, Bohnen und Kürbisse angebaut. Am Ende des 19. Jahrhunderts wurden ihre Wasservorkommen von Siedlern umgeleitet. Um zu überleben, aßen sie die Lebensmittel, die ihnen von der amerikanischen Regierung zugeteilt wurden, darunter auch weißes Mehl und Zucker. Mit der Zeit veränderte sich ihre Ernährung komplett und wurde zunehmend typisch amerikanisch, was aber in krassem Gegensatz zu ihren Stoffwechselgegebenheiten stand. Aufgrund ihrer sparsamen Gene sind diese Menschen heute die dicksten der Welt. Neun von zehn sind übergewichtig oder fettleibig. Die meisten entwickeln bereits bis zum Alter von acht Jahren Insulinresistenz und bereits Dreijährige leiden an Diabetes Typ 2. Obwohl sie die gleichen Dinge essen wie der Rest der Bevölkerung, ist die Diabetesrate dieser Bevölkerungsgruppe mittlerweile zehnmal höher als bei einer vergleichbaren hellhäutigen Gruppierung. Wir sehen also:

**Wir sind alle von unseren Genen abhängig.** Dennoch wird die Art und Weise, wie unsere Gene reagieren, doch weitgehend von unseren Ernährungs- und Lebensgewohnheiten bestimmt.

Es liegt nahe, dass Menschen aufgrund ihrer genetischen Disposition zur Apfelfigur neigen, also vorwiegend Fettdepots um die Taille bilden.[2] Diese genetischen Faktoren können im Prinzip zu einem verlangsamten Stoffwechsel, einer verstärkten Neigung zu erhöhtem Insulinspiegel und größerer Wahrscheinlichkeit von Insulinresistenz führen.

Einer der führenden Wissenschaftler, die sich mit den genetischen Faktoren des Bauchfettes beschäftigen, sagt dazu jedoch: »Wenn Sie sich bewusst ernähren und regelmäßig bewegen, können Sie fast in jedem Fall einer möglichen genetischen Vorbelastung entgegenwirken. Vermutlich müssen Sie sich ein bisschen mehr anstrengen als andere. Aber die Wahrscheinlichkeit ist groß, dass Sie Ihre Fettleibigkeit mit einigen Änderungen Ihrer Lebensgewohnheiten in den Griff bekommen.« (Alan Shuldiner, Endokrinologe und Oberarzt am Johns Hopkins Bayview Medical Centre, Maryland, Amerika)

Eine genetische Vorbelastung bedeutet also noch lange nicht, dass Sie vor Ihrem Bauchfett kapitulieren müssen. Sie müssen nur etwas härter arbeiten als Ihre Freundin, die nun mal essen kann, was sie will, und trotzdem schlank bleibt.

## Natur contra Nahrung

Im August 2000 stellte die amerikanische Institution für Genetik und Krankheitsprophylaxe (Office of Genetics and Disease Prevention) fest:

»Alle Erkrankungen der Menschen resultieren aus dem Zusammenwirken genetisch bedingter Anfälligkeit mit veränderbaren Umweltfaktoren.

Veränderungen des genetischen Materials gehen nahezu mit jeder Krankheit einher. Genetische Veränderungen verursachen keine Erkrankungen, aber sie beeinflussen die Empfänglichkeit für Umwelteinflüsse. Genetische Informationen lassen sich für gezielte Eingriffe verwenden.«

## Sie dürfen nicht kapitulieren!

Für uns bedeutet das: Jeder Mensch hat ein einzigartiges genetisches Profil, aufgrund dessen er prädestiniert sein kann, mehr Cortisol, mehr Insulin und mehr Fett um die Taille zu produzieren.[3] Wir sollten unsere genetisch bedingten Anlagen nicht als eine schicksalsgegebene Vielzahl an Krankheiten betrachten, die unabänderlich wie ein Damoklesschwert über uns schweben, sondern als eine Möglichkeit, von wichtigen Informationen zu profitieren.

> Manchen Menschen schadet es aufgrund ihrer Gene nicht, wenn sie eine **»couch potato«** sind, anderen dagegen umso mehr.

Eine Studie mit einem männlichen eineiigen Zwillingspaar (mit identischem Genmaterial) im Alter von 28 Jahren untersuchte den Einfluss der Lebensgewohnheiten auf die Körperprozesse: Einer der Brüder war Langstreckenläufer, der andere eingefleischter Stubenhocker. Jeweils sechs Wochen lang erhielten die Zwillinge zunächst sehr fettreiche, dann extrem fettarme Nahrung.
Am Ende jedes sechswöchigen Abschnitts wurde der Cholesterinspiegel gemessen. Trotz ihrer äußerst unterschiedlichen Lebensgewohnheiten reagierten die Zwillinge stets in gleicher Weise auf die Ernährungsumstellung. Ihre Körperprozesse wurden vollständig vom genetischen Material geprägt.
Diese Untersuchungen wurden bei anderen Zwillingen wiederholt. Man fand heraus, dass einige Paare intensiv auf die fettreiche Ernährung reagierten, während andere kaum Veränderungen im Cholesterinspiegel aufwiesen, unabhängig davon, wie viel sie aßen oder wie viel sie sich bewegten. Aber in allen Fällen reagierten die jeweiligen Zwillingspaare in absolut gleicher Weise.

## Gene und Gesundheit

Meiner Meinung nach ist die Präventivmedizin die Medizin der Zukunft, und aussagekräftige Gentests werden dabei eine wichtige Rolle spielen. Sie werden sicher auch in der Schulmedizin zunehmend eingesetzt werden, sodass wir uns vom Konzept der Universalmedikation allmählich entfernen dürften. Es wird immer öfter darum gehen, das richtige Medikament für die richtige Person zur richtigen Zeit zu verordnen.
Mit dieser Fragestellung beschäftigt sich auch die Pharmacogenetik, die ein recht neuer Forschungsbereich ist. Sie verwendet genetische Informationen für die Feinabstimmung bei der Auswahl des richtigen Medikaments für eine bestimmte Person. Die Arbeiten an der britischen BioBank, wo rund eine halbe Million Genproben untersucht werden, zielen darauf ab, innerhalb der nächsten zehn Jahre durch Informationen zu Genen, Lebensgewohnheiten und Gesundheitsständen die wesentlichen Faktoren zu identifizieren, die zu Krankheiten führen.
Hier liegt die Zukunft der Medizin und sie beinhaltet auch die Ernährung. So werden wir in der Lage sein, die richtigen Ernährungs- und Nahrungsergänzungsprogramme für jeden zusammenzustellen. Schon im 18. Jahrhundert bemerkte der Arzt Caleb Parry sehr treffend: »Es ist wichtiger zu sehen, welcher Patient eine bestimmte Krankheit hat, als zu sehen, welche Krankheit ein bestimmter Patient hat.«

# Weg mit dem Bauch – her mit der Taille

[ der Schlachtplan ]

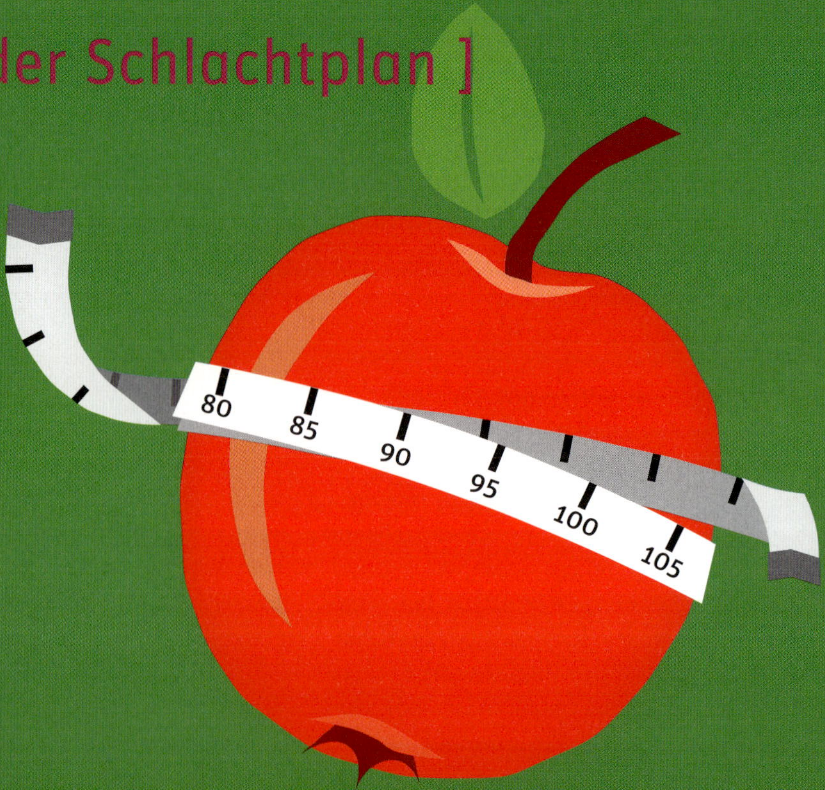

# Auf geht's!

Und nun kommt **Ihr persönlicher Schlachtplan**, den Sie in den nächsten drei Monaten möglichst genau einhalten sollten. Natürlich können Sie einfach hier ins Buch einsteigen. Sinnvoller ist es, zuerst die vorderen Kapitel zu lesen. So werden Sie besser verstehen, warum manche Menschen zum Typ Apfel und andere zum Typ Birne gehören.

## Das Drei-Monats-Programm

Am wirkungsvollsten ist das folgende Programm, wenn Sie alle in den vorherigen Kapiteln genannten Aspekte berücksichtigen (siehe auch Kasten rechts). Fangen Sie darum nur an, wenn Sie wirklich dazu bereit sind. Es ist anfangs nicht ganz einfach, die Einkaufsgewohnheiten zu ändern und Bewegung fest in den Alltag einzuplanen, doch Sie werden sich schnell daran gewöhnen.

### Nur Mut!

Es ist wie beim Autofahren. Zuerst hat man das Gefühl, an so viele Dinge denken zu müssen (Gasgeben, Kuppeln, Schalten, Blinken, in den Spiegel schauen), doch bald wird das alles ganz selbstverständlich und macht gar keine Mühe mehr. Außerdem geht es hier nur um drei Monate Ihres Lebens – was gar nicht viel ist, wenn man bedenkt, welchen langfristigen Nutzen sie in Bezug auf Ihr Aussehen und Ihre Gesundheit bringen. Nach dieser Zeit können Sie es wieder etwas lockerer angehen und Lebensmittel in den Speiseplan aufnehmen, auf die Sie vorübergehend verzichtet haben (Siehe Kapitel 11).

## Ihr Ernährungsplan

Hier geht es um das richtige Essen. Die Rede ist nicht von einer Diät, sondern lediglich von einem gesunden Ernährungsfahrplan für die nächsten drei Monate. Versuchen Sie, den Plan wenigstens zu 80 Prozent einzuhalten, und genehmigen Sie sich 20 Prozent Abweichung. Erlauben Sie sich menschliche Schwächen und genehmigen Sie sich ab und zu auch eine Belohnung. Niemand ist perfekt, und es wird Ihnen nicht gelingen, den Plan zu 100 Prozent einzuhalten. Also kalkulieren wir Abweichungen von vornherein ein – und zwar ohne Schuldgefühle. Verfallen Sie auf keinen Fall in das klassische Diät-Ab-

### Vier Wege zum Ziel

Damit Sie das Ziel »Weg mit dem Bauch und her mit der Taille« wirklich erreichen, sollten Sie auf vier Ebenen gleichzeitig ansetzen:

- Ernährung
- Nahrungsergänzungsmittel
- Bewegung
- Lebensgewohnheiten

# Der erste Schritt: Maß nehmen

Ich rate Ihnen, nicht auf die Waage zu steigen. Muskeln sind dreimal so schwer wie Fett. Es kann also sein, dass Sie Fett abbauen, ohne leichter zu werden. Weil Fett aber fünfmal soviel Volumen wie Muskelmasse hat, wird sich Ihre Figur verändern, sobald das Fett schmilzt und die Muskulatur zunimmt. Und das lässt sich am besten mit einem Maßband feststellen.

**Nehmen Sie also zunächst ein Maßband und notieren Sie die folgenden Maße:**

- Maß A: Direkt unter der Brust, wo der BH sitzt
- Maß B: Oberhalb des Bauchnabels um die Taille
- Maß C: Um die breiteste Stelle Ihrer kritischen Fettzone

Schreiben Sie die Maße in die unten stehende Tabelle und tragen Sie während der nächsten drei Monate alle vier Wochen die jeweils aktuellen Messergebnisse ein.

## Ihre persönliche Tabelle

| | 1. Monat<br>Datum: | 2. Monat<br>Datum: | 3. Monat<br>Datum: |
|---|---|---|---|
| Maß A | | | |
| Maß B | | | |
| Maß C | | | |

Wenn Sie eine Körperfettwaage haben (oder sich im Fitnessstudio wiegen können), notieren Sie zusätzlich jeden Monat Ihren Körperfettanteil.

bruch-Verhaltensmuster: »Ich habe gesündigt – dann ist doch sowieso alles egal.« Ab und zu ein Keks ist keine Tragödie. Halten Sie sich im Alltag weitgehend an den Plan. Versuchen Sie, im Restaurant, im Urlaub und auf Feiern sinnvolle Kompromisslösungen zu finden (siehe Seite 154).
Es gibt eine Reihe von Strategien, die die Umsetzung des Programms erleichtern, etwa die Joker-Tage (siehe Kasten rechts). Mit meinem »Ernährungsplan in neun Stufen« beschäftigt sich Kapitel 4 ausführlich. Hier geht es darum, wie man den Plan am besten in die Tat umsetzt.

## Wann sollten Sie essen?

Essen Sie alle drei Stunden etwas. So verhindern Sie, dass Ihr Körper zu verhungern meint (Stress!). Außerdem senken Sie so den Cortisolspiegel (und die Fettspeicherung), regen den Stoffwechsel an (wenn reichlich Nahrungsnachschub kommt, müssen keine Reserven gebildet werden) und vermeiden Heißhungerattacken (weil der Blutzuckerspiegel relativ konstant bleibt). Weil Sie regelmäßig essen, fühlen Sie sich nicht hungrig und greifen nicht unkontrolliert zu. Folglich verbrennen Sie Fett, und zwar zuerst in der Körpermitte. Um den Fettabbau am Bauch und Hüften zusätzlich zu fördern, sollten Sie besser nach 18 Uhr keine stärkehaltigen Kohlenhydrate (Brot, Reis, Kartoffeln, Nudeln – auch aus Vollkorn) zu sich nehmen.

**Die wichtigsten Ernährungsstrategien:**
- **Essen Sie drei Hauptmahlzeiten, aber füllen Sie sich etwas weniger auf.**
- **Essen Sie am Vor- und Nachmittag je eine Zwischenmahlzeit.**
- **Keine stärkehaltigen Kohlenhydrate nach 18 Uhr**

**Tipp:** Wenn Sie nachts mit pochendem Herzen aufwachen und nicht wieder einschlafen können, ist wahrscheinlich Ihr Blutzuckerspiegel stark abgesunken und es wurde Adrenalin ausgeschüttet. Um das zu vermeiden, essen Sie eine Stunde vor dem Schlafengehen eine stärkehaltige Kleinigkeit, z. B. eine Scheibe Vollkorn-Knäckebrot.

## Joker-Tage

Das »Bauch-weg«-Programm funktioniert zuverlässig, wenn man es mindestens zu 80 Prozent einhält. Weil wir alle nur Menschen sind, habe ich Joker-Tage eingebaut, an denen Sie essen und trinken dürfen, was und wie viel Sie mögen.

### Sie haben einen Jokertag:

- Am Ende des ersten Monats
- Während des zweiten Monats alle vierzehn Tage
- Während des dritten Monats einmal wöchentlich

Indem Sie sich diese Joker-Tage bewusst gönnen, vermeiden Sie Schuldgefühle für Abweichungen vom Plan. Sie werden vielleicht sogar feststellen, dass Sie die Freiheit der Joker-Tage nicht ganz ausschöpfen.

# Was Sie im Vorrat haben sollten!

Ihr neuer Ernährungsplan bringt keineswegs massive Einschränkungen mit sich, denn es stehen viele Lebensmittel zur Auswahl.

## Sie haben viele Möglichkeiten

- In diesem Kapitel finden Sie konkrete Rezeptvorschläge für Frühstück, Mittag- und Abendessen.
- Hier möchte ich Ihnen aber zunächst zeigen, dass Ihr neuer Lebensplan viele Möglichkeiten bietet. Wenn Sie mit der Ernährungsumstellung beginnen, nehmen Sie einfach die folgende Liste zum Einkaufen mit.
- Legen Sie sich einen großzügigen und abwechslungsreichen Vorrat an. Manche Produkte sind in kleinen Supermärkten nicht erhältlich, doch in einem großen Supermarkt und im Bio-Laden werden Sie sicher fündig.

## Ihre Einkaufsliste

- **Nüsse** Empfehlenswert sind Paranüsse, Mandeln, Cashewkerne, Pistazien und Erdnüsse
- **Samen** Wählen Sie Sonnenblumenkerne, Sesam- und Leinsamen oder auch Kürbiskerne
- **Hülsenfrüchte** Sojabohnen, Kidneybohnen, Azukibohnen, Kichererbsen und weiße Bohnen: Große Auswahl finden Sie in Asien- und Bioläden. Wenn Sie Produkte in Sauce kaufen, achten Sie darauf, dass sie keinen Zucker enthalten. Bei Dosenware Bio-Qualität bevorzugen. Hülsenfrüchte aus der Dose liefern schnell reichlich Proteine und Ballaststoffe und können ohne langes Einweichen für Salate, Schmor- und Wokgerichte verwendet werden.
- **Fisch** Gut sind fetthaltige Fische wie Sardinen, Makrele, frischer Tunfisch (enthält erheblich mehr Omega-3-Fettsäuren als Tunfisch aus der Dose), Lachs, Schwertfisch und Hering (auch Bückling). Bei weißen Fischsorten Dorsch, Kabeljau, Scholle und Seezunge wählen. Muscheln bei hohem Cholesterinspiegel nur gelegentlich verzehren.
- **Eier** Kaufen Sie Bio-Eier von freilaufenden Hühnern.

- **Milchprodukte** Bevorzugen Sie Bio-Naturjoghurt mit lebenden Kulturen, in kleineren Mengen auch Hüttenkäse, Feta, Ziegenkäse. Als Alternative eignen sich Sojaprodukte. In großen Bio-Supermärkten finden Sie auch Reis- und Hafermilch.

- **Reis und Getreide** Nehmen Sie Naturreis, Hafer, Roggen, Quinoa, Buchweizen, Hirse, Gerste, Mais, Vollkornweizen. (Weizen ist allerdings schwer verdaulich und kann Völlegefühl verursachen.)

- **Gemüse** Hier haben Sie viele Möglichkeiten: Brokkoli, Kohl, Stangensellerie, Blumenkohl, Rosenkohl, Spargel, Lauch, Zwiebeln, grüne Bohnen, Kürbis, Gurke, Tomaten, Pilze, Zucchini, Rettich und Radieschen, Möhren, Paprika, Salat, Rote Bete. Besorgen Sie sich auch reichlich tiefgefrorenes Gemüse.

- **Obst** Greifen Sie vorzugsweise zu Äpfeln, Birnen, Brombeeren, Kirschen, Himbeeren, Heidelbeeren, Pflaumen, Pfirsichen, Orangen, Kiwi, Clementinen, Satsumas, Honig- und Wassermelone, Ananas. Beeren bekommen Sie auch tiefgefroren in guter Qualität.

- **Meeresgemüse** Fragen Sie im Bio- oder Asia-Laden nach getrockneten Nori-Algen oder anderen Algen. Sie enthalten viele Mineralstoffe und können auf Reis und Gemüse gestreut werden.

- **Tofu** sowohl naturell als auch geräuchert empfehlenswert

- **Fertigprodukte** Kaufen Sie Fertigprodukte in Gläsern oder Dosen, grundsätzlich ohne Zucker und möglichst in Bio-Qualität. Instant-Misosuppe (aus dem gut sortierten Supermarkt oder Bio-Laden) ist ein schnelles Mittagessen. Nehmen Sie Nudelsaucen ohne Zucker, Hummus am besten aus dem Bio-Laden.

- **Frühstücksflocken** Achten Sie auf die Zutatenliste und greifen Sie zu Cerealien ohne Zucker, eventuell mit Apfelsaft statt Zucker gesüßt.

- **Fruchtaufstrich** In Bio-Läden, Reformhäusern und in den Bio-Abteilungen der Supermärkte bekommen Sie zuckerfreie Zubereitungen aus 100 Prozent Frucht (keine Diät- oder Diabetikerprodukte).

- **Knabbereien** Fruchtriegel und andere kleine Leckereien ohne Zuckerzusatz finden Sie in Bio-Läden, Reformhäusern und in den Bio-Abteilungen der Supermärkte.

- **Getränke** Genießen Sie Kräutertee (z. B. Pfefferminze, Kamille), Rotbuschtee (Teesorte aus Südafrika ohne Koffein), Getreidekaffee oder Mineralwasser mit und ohne Kohlensäure, das sich auch zum Verdünnen von Fruchtsäften eignet. Wählen Sie bei Fruchtsäften naturreine Sorten, trinken Sie sie in den ersten Monaten nur sehr stark verdünnt. Früchtetee und aromatisierte Teesorten in den ersten drei Monaten meiden.

# Was sollten Sie essen (und was nicht)?

Fotokopieren Sie diese Seite und kleben Sie sie an die Kühlschranktür.

## Nein danke!

- Weißmehlprodukte (Weißbrot) meiden
- Zucker und Honig meiden
- Tee, Kaffee und Colagetränke meiden
- Gesättigte Fette und Margarine meiden
- Produkte mit künstlichen Süßstoffen oder mit Bezeichnungen wie »fettarm«, »kalorienarm« oder »Diät-« meiden
- Den Verzehr von Kartoffeln und Süßkartoffeln einschränken
- Den Verzehr von fettem Fleisch, Wurstwaren und fetten Milchprodukten (Milch, Sahne, Käse) reduzieren
- In den ersten drei Monaten auf Bananen und Weintrauben verzichten
- Fruchtsäfte möglichst meiden (oder sehr stark verdünnen)
- Auf Alkohol verzichten oder stark reduzieren. Bier grundsätzlich meiden.



## Ja bitte!

**Diese Lebensmittel tun Ihnen gut:**

- Eiweiß (pflanzlich oder tierisch) zu jeder Mahlzeit essen
- Komplexe Kohlenhydrate (Vollkornprodukte, Roggen, Hafer, Naturreis, Quinoa) bevorzugen
- Lebensmittel mit ungesättigten Fetten (fetthaltiger Fisch, Nüsse und Samen) bevorzugen
- Empfehlenswerte Milchprodukte sind Naturjoghurt mit lebenden Kulturen, sowie kleine Mengen Schafs- und Ziegenkäse
- Häufiger Fisch und Eier essen
- Häufiger Hülsenfrüchte (Linsen, Kidneybohnen, Kichererbsen etc.) und organische Sojaprodukte verwenden
- Häufiger Nüsse, Samen und auch Avocados essen
- Als Fett möglichst Bio-Butter (sparsam!) verwenden
- Mineralwasser, Kräutertee oder Getreidekaffee (aus dem Bio-Laden) trinken.
- Großzügig würzen mit Gewürznelken, Kurkuma, Zimt und Lorbeerblättern. Diese Gewürze sollen den Insulinspiegel positiv beeinflussen. Probieren Sie auch mal Zimt auf dem morgendlichen Müsli.

# Frühstück – für einen gesunden Start in den Tag

Lassen Sie das Frühstück niemals ausfallen. Am besten essen Sie in der ersten Stunde nach dem Aufwachen.

## Frühstücks-Tipps

- **Das beste Müsli: Wählen Sie Haferflocken aus Vollkorn für Müsli oder Haferbrei, am besten in Bio-Qualität. Instant-Haferflocken sind weniger günstig, weil sie schneller in die Blutbahn gelangen. Müsli mit Leinsamenschrot bestreuen, das Sie fertig kaufen oder im Mixer selbst herstellen können. Zum Bestreuen eignen sich auch Sesamsamen, Sonnenblumenkerne, Mandelblättchen oder ganze Mandeln. Wer mag, gibt einige Beerenfrüchte oder mal etwas zuckerfreien Fruchtaufstrich (aus 100 Prozent Frucht) dazu.**

Kaufen Sie fertige Müslimischungen grundsätzlich in Bio-Qualität und ohne Zuckerzusatz, möglichst auch ohne Weizen. Die Flocken 20 Minuten (oder über Nacht, wenn Sie es ganz weich mögen) in Apfelsaft, Orangensaft, fettarmer Milch, Soja-, Reis- oder Hafermilch einweichen. Dadurch werden die Inhaltsstoffe des Getreides für den Organismus leichter verwertbar. Nüsse oder Samen auf das Müsli streuen, falls die fertige Mischung diese wertvollen Proteinlieferanten nicht enthält. Ein Müslirezept finden Sie auch auf der nächsten Seite.

- **Für den Frühstücksjoghurt wählen Sie am besten Bio-Naturjoghurt mit lebenden Kulturen. Frisches, klein geschnittenes Obst einrühren oder im Mixer zu einem Shake verarbeiten. Mit Nüssen und/oder Samen bestreuen.**

- **Probieren Sie auch einmal gegrillte Sardinen, Herings- oder Makrelenfilets mit gegrillten Tomaten und Pilzen zum Frühstück.**

- **Oder genießen Sie Roggenbrot mit zuckerfreiem Fruchtaufstrich (100 Prozent Frucht, keine Diät- oder Diabetikermarmelade) oder reinem Nussmus (z. B. Erdnuss-, Cashew- oder Mandelmus). Nussaufstriche mit Palmöl und anderen gesättigten Fetten vermeiden. Die besten Produkte bestehen aus gemahlenen Nüssen ohne weitere Zusätze.**

- **Auf den folgenden Seiten finden Sie weitere Vorschläge für den gesunden Snack am Morgen.**

### Ei, Ei, Ei

Bei meinem Drei-Monats-Programm dürfen Sie auch 1 Ei zum Frühstück essen: pochiert, gekocht oder mal als Rührei zubereitet.

Das Ei jeweils mit Tomate und frischen Kräutern garnieren. Lassen Sie sich dazu 1 Scheibe reines Roggenbrot, Pumpernickel oder Knäckebrot ohne Weizen schmecken.

# Lauter leckere Frühstücks-ideen

Hier ein paar Rezeptvorschläge für einen unbeschwerten Start in den Tag

## Beeren-Power

Für 1 Portion die folgenden Zutaten im Mixer pürieren:

250 g Bio-Naturjoghurt mit lebenden Kulturen

2 EL gemischte Beeren

1 EL gemischte, gemahlene Nüsse oder Samen

1 EL Speiseleinöl

## Selbst gemachtes Müsli

Für 1 Portion die folgenden Zutaten mischen:

25 g Getreideflocken – entweder eine Sorte verwenden oder eine Mischung aus Hafer-, Reis-, Hirse-, Gersten-, Roggen- oder Buchweizenflocken. Wählen Sie die Flocken nach Geschmack, vorzugsweise aus Vollkorn-Biogetreide, im Idealfall ohne Weizen.

1 1/2 gehäufte EL frisch geschrotete Kerne oder Samen (Leinsamen, Kürbiskerne, Pinienkerne, Sesam),

nach Wunsch 1/2 EL ganze oder gehackte Nusskerne (Mandeln, Paranüsse, Cashewkerne, Pekannüsse, Haselnüsse),

1 großzügige Hand voll frischer Früchte (Beeren, Kiwi, Apfel etc.),

200 ml fettarme Milch, Kefir, Buttermilch, Bio-Naturjoghurt mit lebenden Kulturen, Hafermilch oder Sojamilch in Bio-Qualität.

**Tipp:** Ist morgens Ihre Zeit knapp? Dann mischen Sie Getreideflocken, Nusskerne und Samen gleich für mehrere Portionen im Voraus. In einem dicht schließenden Glas aufbewahren und in der Früh nur mit frischen Früchten und Milch oder Joghurt ergänzen.

## Frühstücks-Omelette

**Für 1 Portion:**

2 Eier mit 2 EL fettarmer Milch oder Sojamilch verquirlen.

1 knappen TL Olivenöl in einer kleinen Pfanne erhitzen. Die Eier hineingießen und stocken lassen.

Wenn die Masse fast gestockt ist, eine Füllung aus Tomate, Zwiebel, roter Paprika oder Gemüseresten vom Vortag daraufgeben.

Omelette nach Wunsch zusammenklappen und mit frischen Kräutern bestreut servieren.

**Tipp:** Ob Eier oder Olivenöl: Kaufen Sie die Zutaten am besten im Bio-Laden. Denn dort erhalten Sie in der Regel Lebensmittel in bester Qualität.

## Protein-Starter

**Für 1 Portion die folgenden Zutaten im Mixer pürieren:**

150 g frische oder gefrorene Beeren (Erdbeeren, Heidelbeeren, Himbeeren, schwarze Johannisbeeren) oder andere Früchte nach Geschmack.

1/2 Banane – allerdings nicht in den ersten drei Monaten,

150 ml fettarme Milch, Buttermilch, Kefir, Sojamilch oder Wasser,

150 ml Wasser. Je nach gewünschter Konsistenz eventuell noch 25 ml Wasser dazugeben,

1 gehäufter EL gemahlene Nüsse und Samen (Sesam, Kürbiskerne, Leinsamen, Pinienkerne),

1 EL Speiseleinöl.

**Tipp:** Verwenden Sie am besten gefiltertes Wasser. Einige Filter können sogar den Gehalt des Wassers an Xenoestrogenen (Fremd-Östrogen) reduzieren.

# Mittagessen – damit Sie gut über den Tag kommen

Ob zu Hause oder im Büro: Nehmen Sie sich Zeit für die Mittagspause! Ein paar Lunch-Tipps:

- Faustregel: Mittags sollte die Proteinportion etwa so groß wie Ihre Handfläche sein, die Menge der stärkehaltigen Kohlenhydrate halb so groß und die Menge an rohem oder gekochtem Gemüse doppelt so groß.
- Um ausreichend Proteine zu sich zu nehmen, wählen Sie Fischsuppe oder eine Suppe aus Hülsenfrüchten mit einer Scheibe Roggenbrot oder -knäckebrot. Eine leckere Alternative ist Möhrensuppe mit Cashewkernen.

## Pikantes zur Mittagszeit

Hier einige Vorschläge für kleine Gerichte, die Sie sich zum Mittagsessen zubereiten können:

- **Räuchermakrele mit Salat**
- **Gemüsepfanne (es dürfen gern Reste vom Vortag sein) mit Naturreis**
- **Fladenbrot mit einer Füllung aus Hummus (Seite 147) und Gemüse (nicht in den ersten vier Wochen)**
- **Instant-Misosuppe (Bio-Laden) mit Salat aus Hülsenfrüchten**
- **Tunfischsalat mit Naturreis**
- **Vollkorn oder Maisnudeln (Bio-Laden oder Reformhaus) mit Tunfisch und Bohnen**
- **Guacamole mit Rohkost-Sticks oder Haferknäckebrot**
- **Naturreis mit Gemüse und Nüssen**
- **Quinoa mit Pfannengemüse**
- **Räucherlachs oder Räucherlachs-Pastete mit Salat**
- **Gegrillte Sardinen auf Roggenbrot**
- **Sardinen (aus der Dose) und Tomaten auf Roggenbrot**

# Abendessen – leicht gemacht

Solange Sie Polster rund um die Taille abbauen wollen, sollten Sie abends auf stärkehaltige Kohlenhydrate verzichten.

## Tipps rund ums Abendessen

- Statt Kohlenhydrate wählen Sie eine Proteinportion in der Größe Ihrer Handfläche und die doppelte Menge rohes oder gekochtes Gemüse.
- Sorgen Sie für Abwechslung, indem Sie viele verschiedene Gemüsesorten probieren und die Zubereitungsmethoden variieren. Nachfolgend finden Sie Ideen für leckere Salate.
- Gemüse kann gedämpft, gegrillt und in Olivenöl in der Pfanne gebraten werden. Kräuter und Gewürze (Knoblauch, Zitronengras, Ingwer, weizenfreie Sojasauce, Zitrone, Miso, Kurkuma, Zimt etc.) geben den Gerichten mehr Pfiff.

**Würzen Sie großzügig!** Eine kleine Portion schmeckt dann gleich **doppelt gut.** Außerdem sollen Gewürze wie Gewürznelken, Kurkuma, Zimt und Lorbeerblätter auch **den Insulinspiegel positiv beeinflussen.**

## Frische Salatvariationen

Verwenden Sie als Grundlage klassische Salatgemüse wie Kopfsalat, Gurke, Tomate und Frühlingszwiebeln. Oder mischen Sie verschiedene Blattsalate, z. B. Lollo Rosso, Batavia oder Römersalat. Wählen Sie zum Anreichern Toppings aus der folgenden Liste:

- **Avocado, rote Grapefruit, geriebener Ingwer und Kümmel**
- **Sojabohnensprossen und Mais**
- **Apfel, Stangensellerie, weiße oder Kidneybohnen und gehackte Walnüsse**
- **Rote Kidneybohnen, Mais und grüne Bohnen**
- **Avocado, Tofu and Ananas**
- **Rote Bete, Ananas, essfertige Trockenpflaumen, gehackte Walnüsse und Zitronensaft**
- **geriebene Möhren, Rosinen, Orange und Kürbiskerne mit einem Dressing aus Honig und Senf**
- **gegarter Naturreis, Mais, Kidneybohnen und Kräuter**
- **gegarter Naturreis, geriebene Möhren, gewürfelter Stangensellerie, Radieschenscheiben und Sonnenblumenkerne**
- **gedünsteter Lachs, Kapern und etwas Zitronensaft**
- **Tunfisch, Stangensellerie und gegarter Naturreis**
- **Tunfisch, gemischte Bohnen, Orange, Cashewkerne und French Dressing**
- **gegarte Hirse, rote Paprika, Stangensellerie, gehackte Minze, Schnittlauch und Petersilie**
- **Rotkohl, Zwiebel, Apfel, Rosinen, Zitronen- oder Orangensaft**

## Schnelle Dressings

Fertige Dressings enthalten meist Zucker, selbst gemachte sind gesünder und preiswerter. Alle Dressings sparsam mit Salz und Pfeffer würzen!

### French Dressing

4 EL Olivenöl, 4 EL Zitronensaft, 1 Prise getrocknete Kräuter und 1 zerdrückte Knoblauchzehe verrühren. Sie können sich in einem gut schließenden Glas gleich mehrere Portionen mischen. Im Kühlschrank aufbewahren.

### Tofu-Mayonnaise

250 g Bio-Tofu, 1 EL Zitronensaft und 1/2 EL Senfpulver im Mixer pürieren. Langsam knapp 200 ml Öl (Oliven- und Sonnenblumenöl im Verhältnis 1:1) dazugießen und jeweils auf höchster Geschwindigkeitsstufe untermixen. Mayonnaise gut verschlossen im Kühlschrank aufbewahren. Mit Knoblauch, Kräutern, Zwiebel oder zuckerfreiem Tomatenmark würzen.

### Joghurt-Dressing

Bio-Naturjoghurt mit frischen Kräutern, gewürfelter Gurke oder gehackter Minze verrühren.

### Tofu-Zitronen-Dressing

275 g Tofu im Mixer mit 2 EL frisch gepresstem Zitronensaft, 2 EL Olivenöl und 1 Knoblauchzehe (oder frischem Schnittlauch) pürieren.

### Avocado-Dressing

Den Saft von 1 Zitrone mit 1 großen Avocado im Mixer pürieren. Dressing würzen und mit Olivenöl oder Sojamilch auf die gewünschte Konsistenz verdünnen.

## Genießen Sie!

Hier finden Sie weitere Vorschläge für Ihr Abendessen: warme und schnelle Gerichte.

## Warme Gerichte

- **Gemüsepfanne mit Tofu und gerösteten Cashewkernen**
- **Gemüserisotto mit grünen Bohnen**
- **Gemüseschmortopf mit weißen Bohnen und Tofu**
- **Paprika, Auberginen, Zucchini oder Mini-Kürbis mit einer Füllung aus Naturreis, Pinienkernen und Rosinen**
- **Naturreis mit Möhren und Kokosnussraspeln**
- **Sushi mit Naturreis**
- **Naturreis-Pfanne mit Garnelen, Frühlingszwiebeln und Cashewkernen**
- **Gemüsecurry mit Linsen und Naturreis**
- **Gegrillter Fisch mit Tomaten und Pesto**
- **Wildlachs mit Gemüse und Naturreis**

### Sanfte Behandlung

Gemüse und Reis schonend garen statt scharf braten. Dazu Olivenöl und Wasser in eine Pfanne geben, Gemüse oder Reis hinzufügen und mit geschlossenem Deckel zügig garen. So wird verhindert, dass das Öl eine sehr hohe Temperatur erreicht, bei der die Fettsäuren Schaden nehmen und gesundheitsschädliche Röststoffe entstehen.

- **Vollkorn-Nudeln oder Reisnudeln mit Gemüse in Tomatensauce**
- **Selbst gemachte Gemüsesuppe mit Linsen oder gemischten Bohnen**
- **Gemüsepfanne mit Naturreis, Garnelen und Nüssen**

## Schnelle Mahlzeiten

Nachfolgend einige Anregungen für Gerichte, die sich im Nu zubereiten lassen:

### Fischsalat

Für 1 Portion 200 g Tunfisch (gründlich abtropfen lassen), 2 Sardellen, 4 Sardinen (aus der Dose), 200 g Garnelen und Linsen- oder Bohnensalat. Dazu gemischter Salat mit Gemüse nach Wahl und einem Dressing aus 1/2 EL Speiseleinöl.

### Omelette

Für 1 Portion Omelette aus 2 Bio-Eiern und Gemüse (Champignons und Lauch, Kräuter, Knoblauch, Tomate, geraspelte Zucchini) zubereiten. Dazu gemischter Salat mit einem Dressing aus 1/2 EL Speiseleinöl.

### Warmer Makrelensalat

Für je 1 Portion 50 g frisches Makrelenfilet 6 bis 7 Minuten grillen. Auf einem Salatbett aus 1/2 Avocado (entkernt, geschält und in Scheiben geschnitten), 1 reifen Mango (entkernt, geschält und in Scheiben geschnitten) und gemischten Blattsalaten anrichten. Mit gerösteten Sonnenblumenkernen bestreut servieren.

### Wokgericht

Für 1 Portion Garnelen oder Bio-Tofu mit verschiedenen Gemüse in 1/2 EL Olivenöl garen. Mit weizenfreier Sojasauce und gemischten Kräutern würzen.

### Griechischer Salat

Für 1 Portion diverse Blattsalate nach Wahl, Tomaten, Paprika und Gurke klein schneiden. Mit Oliven und gut 100 g gewürfeltem Fetakäse vermischen und mit einem Joghurt-Dressing servieren.

### Fisch aus dem Ofen

Für 1 Portion gut 100 g Lachs- oder Makrelenfilet in eine ofenfeste Form legen, mit Olivenöl einpinseln, mit schwarzem Pfeffer würzen und mit 1 Zitronenscheibe belegen. 20 bis 30 Minuten im vorgeheizten Ofen bei 190 °C/Gas Stufe 5 garen. Mit gemischtem Salat servieren.

### Tofu-Gemüse-Salat

Für 1 Portion 25 g Rotkohl, 25 g Brokkoliröschen, 1 mittelgroße Möhre, 1 Stange Sellerie, 1 Frühlingszwiebel und 75 g Tofu (naturell oder geräuchert) klein schneiden und mischen.

### Knäckebrot mit Tunfisch-, Tofu- oder Bohnencreme

Für 1 Portion **Tofucreme** 250 g Tofu, 1 EL Tomatenmark und 1/2 TL Knoblauchgranulat glatt pürieren. Mit Basilikum, Salz und frisch gemahlenem schwarzem Pfeffer würzen.

Für 1 Portion **Tunfischcreme** 2 große Möhren (oder 1 Möhre und 1 Pastinake) sowie 1 Zwiebel klein würfeln. Alles in wenig Salzwasser weich dünsten. Flüssigkeit dabei bis auf 2 EL einkochen lassen. Gemüse samt Flüssigkeit zerstampfen. 1 kleine Dose Tunfisch (abgetropft) unterrühren.

Für 1 Portion **Bohnencreme** (abgesehen von Einweich- und Garzeit ein schnelles Rezept) 1 Hand voll gemischte Bohnenkerne über Nacht einweichen. Am nächsten Tag in 1 bis 2 Stunden weich kochen. Bohnen abgießen, abspülen und mit einer Gabel zerdrücken. Gehackte Frühlingszwiebeln und zerdrückten Knoblauch nach Geschmack hinzufügen. 1 EL kalt gepresstes Olivenöl und 1 EL Tahin (Sesampaste) unterrühren. Nach Belieben kann auch etwas Bio-Mayonnaise untergerührt werden. Im Mixer glatt verrühren und mit Salz, schwarzem Pfeffer und frischen Kräutern abschmecken.

Tofu-, Tunfisch- oder Bohnencreme jeweils zu Haferknäckebrot servieren.

## Getreide-Burger

Bekommen Sie in Ihrem Reformhaus oder Bio-Laden fertige Getreidefrikadellen oder Falafel? Mit gemischtem Salat auf getoastetem Pumpernickel serviert, ein gesundes Abendessen.

### Selbst gemachter Hummus

Für 1 Portion 1 Dose Kichererbsen (aus dem Bio-Laden) abtropfen lassen und kurz abspülen. Die Kichererbsen mit dem Saft von 2 Zitronen und 1 EL kalt gepresstem Olivenöl im Mixer pürieren. Alles durch ein Sieb streichen. Dann 1/2 bis 1 TL fein gehackten Knoblauch, 100 g gemahlenen Sesam und 1 bis 2 EL Tahin (Sesampaste) hinzufügen und alles zu einer Paste verrühren. Nach Bedarf Hummus mit etwas Wasser verdünnen, sparsam salzen. Im Kühlschrank aufbewahren.

# Lassen Sie es sich schmecken!

Guten Appetit! Hier finden Sie einige Rezeptvorschläge für die Hauptmahlzeit.

## Bohnen-Burger

**Für 4 Portionen**

400 g gemischte, getrocknete Bohnen (aus dem Bio-Laden oder Supermarkt)

1 EL frisch gehackte Petersilie

2 TL getrockneter Estragon

1 Ei

1 Knoblauchzehe

frisch gemahlener schwarzer Pfeffer nach Geschmack

Salz

1 Zwiebel

1 EL Sonnenblumenöl

Die Bohnen über Nacht in kaltem Wasser einweichen. Abgießen, mit frischem Wasser zum Kochen bringen und 2 Stunden bei niedriger Temperatur garen.

Den Backofen auf 180 °C/Gas Stufe 4 vorheizen.

Die gar gekochten Bohnen abgießen, in eine Schüssel geben und zerdrücken. Petersilie und Estragon dazugeben. Das Ei verquirlen und unterrühren. Knoblauch schälen und dazupressen. Mit Pfeffer und wenig Salz würzen. Alles gut vermengen.

Die Zwiebel schälen und hacken. Das Öl in einer Pfanne erhitzen. Die Zwiebel darin in 2 bis 3 Minuten hell anbräunen. Zwiebel zur Bohnenmischung geben und unterrühren.

Aus der Bohnenmasse runde Burger formen und auf ein gefettetes Backblech legen.

Bohnen-Burger im heißen Backofen in 15 bis 20 Minuten goldbraun backen, nach der Hälfte der Zeit wenden. Mit Salat oder gedämpftem Brokkoli servieren.

**Tipp:** Backpapier auf ein Backblech legen und Bohnen-Burger darauf backen. So sparen Sie Fett und Spülarbeit.

# Gemüsepfanne mit Garnelen

**Für 4 Portionen**

- 100 g Zwiebeln
- 100 g Brokkoli
- 100 g Möhren
- 100 g Lauch
- 100 g Zucchini
- 100 g Chinakohl
- 1 Apfel
- 1 EL Olivenöl
- 200 g geschälte, gegarte Garnelen
- 1 EL frisch geriebener Ingwer
- 100 g Sojabohnensprossen
- 1 EL Zitronensaft
- Salz
- frisch gemahlener schwarzer Pfeffer

Das Gemüse putzen, schälen oder gründlich waschen. Die Zwiebeln klein hacken. Den Brokkoli in Röschen teilen. Die Möhren in dünne Stifte, den Lauch in dünne Ringe schneiden. Zucchini ebenfalls in dünne Scheiben schneiden. Chinakohlblätter grob hacken. Den Apfel entkernen und würfeln.

Das Öl in einem Wok oder einer großen Pfanne erhitzen. Die Zwiebeln darin weich dünsten.

Brokkoli, Möhren und Lauch hinzufügen und 3 Minuten anbraten.

Garnelen, Zucchini, Chinakohl, Ingwer, Sojabohnensprossen, Apfel und Zitronensaft hinzufügen und alles weitere 2 Minuten garen.

Gemüse mit wenig Salz und eventuell Pfeffer abschmecken. Mit frischem Salat servieren.

**Tipp:** Wenn Sie wenig Zeit zum Kochen haben, können Sie auch tiefgekühltes Gemüse verwenden. In vielen Supermärkten bekommen Sie fertige Asia-Mischungen. Geben Sie nur noch die Garnelen dazu.

# Grillspieße mit Gemüse und Fisch

**Für 4 Portionen**

150 g kleine Champignons

1 rote Paprikaschote

1 grüne Paprikaschote

3 kleine Zucchini

250 g Kirschtomaten

500 g Fisch und Meeresfrüchte (z. B. Seeteufel- und Rotbarbenfilet, Jakobsmuscheln, kleine Tintenfische und Garnelen oder Scampi)

30 ml Olivenöl

30 ml Zitronensaft

2 EL frisch gehacktes Basilikum

frisch gemahlener schwarzer Pfeffer

Salz

Die Champignons abreiben und putzen. Die Paprikaschoten putzen, entkernen, waschen und in Stücke schneiden. Die Zucchini waschen, putzen und in dickere Scheiben schneiden. Die Kirschtomaten waschen.

Den Fisch kalt abwaschen und in mundgerechte Stücke schneiden.

Meeresfrüchte, Fischstückchen, Kirschtomaten, Champignons, Paprika und Zucchini abwechselnd auf vier Spieße stecken.

Öl, Zitronensaft, Basilikum, schwarzen Pfeffer und wenig Salz zu einer Marinade verrühren.

Inzwischen einen Grill (Holzkohle oder Backofengrill) vorheizen. Die Spieße mit der Marinade übergießen und ca. 10 Minuten grillen. Mit Salat, gedämpftem oder gegrilltem Gemüse servieren.

**Tipp:** Paprika und Zucchini werden zarter, wenn Sie sie vorher 2 bis 3 Minuten in kochendem Wasser blanchieren, dann abgießen und kalt abschrecken.

# Fischgratin mit Lauch

## Für 4 Portionen

4 Stangen Lauch

gut 800 ml Wasser

1 kleine Handvoll Pfefferkörner

2 TL getrockneter Majoran

2 große weiße Fischfilets (Dorsch, Kabeljau, Scholle oder Seezunge)

3 EL Pfeilwurzpulver oder Johannisbrotkernmehl (aus dem Bio-Laden oder Reformhaus)

150 ml Sojamilch

frisch gemahlener schwarzer Pfeffer

Salz

## Für den Belag

200 g Hirseflocken

75 g gehackte Haselnuss-, Mandel- oder Cashewkerne

Salz

50 g Bio-Butter

Den Backofen auf 180 °C /Gas Stufe 4 vorheizen.

Den Lauch putzen, waschen und in dünne Ringe schneiden. Lauch mit dem Wasser, den Pfefferkörnern und dem Majoran in einen Topf geben. Alles aufkochen.

Fischfilets in den Topf geben und zugedeckt 10 bis 15 Minuten bei niedriger Temperatur garen.

Fisch vorsichtig aus dem Sud heben und abkühlen lassen.

Das Pfeilwurzpulver oder Johannisbrotkernmehl mit der Sojamilch glatt rühren und zum Lauch-Kochsud geben. Mischung unter ständigem Rühren aufkochen, bis die Flüssigkeit eindickt.

Sauce mit Pfeffer und Salz würzen. Den Fisch in eine ofenfeste Form legen, Sauce und Lauch darauf verteilen.

Für den Belag die Hirseflocken einige Minuten im Mixer zerkleinern. Mit den Nüssen, etwas Salz und der Butter vermischen.

Die Hirse-Nuss-Masse über Fisch und Lauch verteilen. Das Gratin im heißen Backofen in 30 Minuten hellbraun überbacken.

**Tipp:** Dazu dürfen Sie sich zusätzlich frischen Salat oder bissfest gedämpftes Gemüse schmecken lassen.

# Kedgeree

Für 4 Portionen

- 200 g frisches Heilbuttfilet ohne Haut
- Salz
- 1/2 grüne Paprikaschote
- 1 Zwiebel
- 75 g Naturreis
- 30 ml Bio-Naturjoghurt
- 1 EL fein gehackte Petersilie
- frisch gemahlener schwarzer Pfeffer
- Salz
- Zitronensaft zum Abschmecken
- 2 Zitronenscheiben zum Garnieren

Wenig Salzwasser in einen flachen Topf geben und aufkochen. Fisch in den Topf geben und zugedeckt bei niedriger Hitze in 8 bis 10 Minuten garen. Den Fisch aus dem Topf nehmen und zerpflücken. Fischsud aufbewahren.

Die Paprikaschotenhälfte putzen, entkernen, waschen und in Stücke schneiden. Zwiebel schälen und fein hacken.

Den Reis im Fischsud gemäß Packungsaufschrift garen und quellen lassen. Falls nötig, noch etwas Wasser dazugeben. Fisch, Joghurt, Paprika, Zwiebel und Petersilie zum Reis geben und alles gut vermischen.

Reismischung unter ständigem Rühren langsam erwärmen.

Alles kräftig mit Pfeffer würzen, möglichst nur sparsam salzen und mit Zitronensaft abschmecken. Mit Zitrone garniert servieren.

**Hinweis:** Weil das Kedgeree Reis und damit Kohlenhydrate enthält, sollten Sie es lieber mittags als abends essen.

**Tipp:** Sie können Paprika und Zwiebel auch schon sofort mit dem Reis im Fischsud garen.

# Tofu-Bratling mit Sesam

**Für 4 Portionen**

150 g Lauch
100 g Möhren
100 g Pilze
2 TL Olivenöl
1 TL getrockneter Oregano
50 g Buchweizen- oder Hirseflocken
200 g Tofu
30 ml Tahini (Sesampaste)
30 ml weizenfreie Sojasauce
Salz
frisch gemahlener schwarzer Pfeffer
40 g Sesamsamen

Den Lauch putzen, waschen und fein hacken. Die Möhren schälen und fein reiben. Die Pilze abreiben und in dünne Scheiben schneiden.

1 TL Öl in einer beschichteten oder gusseisernen Pfanne erhitzen. Das vorbereitete Gemüse darin 8 Minuten dünsten.

Pfanne vom Herd nehmen. Oregano, Flocken dazugeben. Tofu leicht zerdrücken und mit Tahini und Sojasauce dazugeben. Alles mit Salz und Pfeffer nach Geschmack würzen. Die Masse gut durchrühren und etwas abkühlen lassen.

Aus der Masse 8 Kugeln gleicher Größe formen. Die Kugeln im Sesam wälzen, bis sie rundum gut bedeckt sind. Dann flach drücken.

Die Bratlinge von jeder Seite 5 Minuten in einer Pfanne im restlichen Öl braten. Mit Salat oder gedämpftem Gemüse der Saison servieren.

**Tipp:** Weizenfreie Sojasauce bekommen Sie in größeren Supermärkten und Asia-Shops, auf jeden Fall im Bio-Laden. Sie heißen auch Tamari. Achten Sie auf die Zutatenliste.

## Kleine, feine Snacks

Zwischenmahlzeiten am Vor- und Nachmittag helfen dabei, den Blutzuckerspiegel stabil zu halten. Proteine sollten dabei möglichst immer enthalten sein.

### Tipps für kleine Zwischenmahlzeiten

- 1 Apfel und 4 Mandeln
- 150 g Bio-Naturjoghurt mit lebenden Kulturen (nach Geschmack mit Sesamsamen, Kernen oder frischem Obst)
- Selleriestangen, Möhren- oder Gurkensticks oder Brokkoli mit Hummus (siehe Seite 147) zum Dippen (Bei fertig gekauftem Hummus nicht die fettarme Variante wählen. »Fetter« Hummus enthält wertvolle essenzielle Fettsäuren. Sie tun Ihnen gut, darum sollten Sie nicht darauf verzichten.)
- Frisches Obst und 1/2 EL Kürbis- oder Sonnenblumenkerne
- 1/2 Avocado zum Auslöffeln, dazu 1 TL Hummus (siehe Seite 147)

## Tipps für den Restaurantbesuch

- Bitten Sie grundsätzlich darum, statt der Kohlenhydratportion des Gerichts Gemüse oder Salat serviert zu bekommen. Knabbern Sie kein Brot, während Sie auf das Essen warten.
- Gehen Sie spät abends essen? Dann sollten Sie um die normale Abendessenszeit einen Snack zu sich nehmen, damit der Blutzuckerspiegel nicht absinkt und Heißhunger Sie zu einer ungeschickten Menüwahl verleitet.
- Sind Sie bei Freunden zum Essen eingeladen? Nehmen Sie zur Eiweißportion (Fisch oder Fleisch) reichlich Salat und Gemüse. Verzichten Sie auf Reis oder Kartoffeln oder nehmen Sie nur eine kleine Menge.
- Beim Italiener: Bitte weder Pizza noch Pasta bestellen. Wählen Sie stattdessen Fisch, Gemüse, Salate, Mozzarella oder Gerichte mit Avocado.
- Beim Inder: Reis und Naan-Fladen vermeiden. Genießen Sie besser Garnelen, Gemüsecurrys und Gerichte mit Hülsenfrüchten (z. B. Kichererbsen).
- Beim Chinesen: Reis und Nudeln meiden. Bestellen Sie sich lieber ein Fisch, Eier- oder Gemüsegericht.
- Im Thai-Restaurant: Reis und Nudeln meiden. Empfehlenswert sind Fisch- und Gemüsegerichte. Probieren Sie auch einmal ein Tofu-Curry.

- **Rohkost (Gemüse-Sticks) mit Tofu-Dip**
  Für den **Tofu-Dip** im Mixer pürieren:
  75 g Tofu
  1/2 reife Avocado
  1/2 Knoblauchzehe, geschält und fein gehackt
  2 Frühlingszwiebeln, geputzt und fein gehackt
  2 EL Petersilie, gehackt
  1 TL weizenfreie Sojasauce
  75 ml fettarme Milch oder Sojamilch
  Dip eventuell mit etwas zusätzlicher Milch oder Sojamilch verdünnen und mit schwarzem Pfeffer abschmecken.

- **1 Haferknäckebrot mit Makrelencreme**
  Für die **Makrelencreme** im Mixer fein pürieren:
  50 g geräuchertes Makrelenfilet
  75 g Bio-Naturjoghurt mit lebenden Kulturen
  1 EL Zitronensaft
  Mit Salz, abgeriebener Zitronenschale und schwarzem Pfeffer abschmecken

- **1 Hand voll Nüsse und Rosinen (mehr Nüsse als Rosinen!)**
- **Selleriestangen, gefüllt mit Erdnussmus**
- **1 kleiner Becher Bio-Naturjoghurt mit lebenden Kulturen, pur oder mit Beeren**
- **1 Hafer- oder Roggenknäckebrot mit Tahin (Sesampaste), Hummus (siehe Seite 147) oder Taramas (griechische Fischrogencreme. Nicht die leuchtend pinkfarbene Sorte wählen. Taramas ohne künstliche Farbstoffe ist hellrosa).**
- **1 Hand voll Nüsse und Samen. Mischen Sie Kürbiskerne, Sonnenblumenkerne, Pinienkerne, Leinsamen und Sesamsamen zu gleichen Teilen. Auf ein Backblech geben und im Backofen bei mittlerer Temperatur hellbraun rösten. Mit weizenfreier Sojasauce beträufeln, abkühlen lassen und in einem luftdicht schließenden Gefäß aufbewahren.**

## Desserts

Während der ersten drei Monate sollten Sie abends auf Obst als Dessert verzichten. Denn es enthält viel Fruchtzucker, der vor dem Schlafengehen ungünstig ist.

### Süße Kleinigkeiten

- Wenn Sie mal mittags – etwa am Wochenende – ein Dessert essen möchten, probieren Sie Bio-Naturjoghurt mit Beeren oder anderen Früchten.
- Lecker ist auch ein Bratapfel. Stechen Sie aus einem Apfel das Kerngehäuse aus und füllen Sie Nüsse, Rosinen und Zimt hinein.
- Pfannkuchen aus Buchweizenmehl, 1 Ei und Sojamilch schmecken sehr gut mit einer Beerenfüllung. (Buchweizen ist übrigens mit Rhabarber verwandt und kein Getreide, sondern eigentlich ein Gemüse).

## Wie geht es weiter?

Nach den ersten drei Monaten ist Ihre Taille schlanker geworden. Sie können allmählich wieder beginnen, abends Kohlenhydrate wie Naturreis zu essen. Weitere Ernährungstipps finden Sie in Kapitel 10.

# Eine Fallstudie

Sehen wir uns jetzt den Alltag einer Frau an, die sich viel Mühe gibt und trotzdem die Polster um die Taille nicht verliert. Ich werde zeigen, wie einfach es ist, Ernährungsgewohnheiten umzustellen und den Fettabbau anzukurbeln. Zunächst möchte ich Ihnen die Testperson und ihren Hilferuf vorstellen:

# Hilfe, ich werde den Schwimmring nicht los!

*»Mein Leben lang habe ich Diät gehalten und Sport getrieben, um schlanker zu werden. Zufrieden war ich mit meiner Figur nur eine kurze Zeit, als ich etwa Mitte 20 war. Damals habe ich aber sehr ungesund gelebt, hatte viel Stress, habe geraucht und nächtelang gefeiert. Nach drei Kindern ist meine Figur dahin. Meine Bauchmuskeln sind überdehnt. Sie sind kräftig, aber in der Mitte halten sie nicht zusammen. Trotz Sport und Diät wurde ich den Speckgürtel am Bauch nicht mehr los. Im Gegenteil, ich bekam einen zweiten Gürtel unterhalb der Brust. In der dritten Schwangerschaft wurde es noch schlimmer, trotz gesunder Ernährung und Spaziergängen.*

## Eine richtige Taille hatte ich nie

*Als Teenager trug ich Männerjeans, weil sie mir besser passten. Eine Wespentaille ist also gar nicht mein Ziel. Ich weiß aber, dass ich früher immer am Bauch abnahm. Das ist jetzt anders. Ich bin 41 Jahre und habe meine Kinder erst Ende 30 bekommen. Darin liegt wohl auch eine Ursache des Problems. Stress ist ein weiterer Faktor. Als ich ganztags gearbeitet habe, war es besonders schlimm. Fast drei Jahre musste ich Pendlerdasein, Ganztagsjob und Kinder unter einen Hut bringen. Ich mag gar nicht daran denken, wie stressig das war.*
*Seit fünf Jahren bin ich Freiberuflerin und arbeite zu Hause. Das ist viel entspannter. Natürlich fordern mich die drei Kinder, trotzdem arbeite ich mindestens den halben Tag. Aber ich möchte es nicht anders haben und ich schlafe gut.*

## Leide ich an Insulinresistenz?

*Seit mehr als zwei Jahren ernähre ich mich sehr gesund, esse reichlich Obst und Gemüse. Sport treibe ich seit jeher. Ich laufe, fahre Rad oder gehe ins Fitnessstudio. An guten Tagen esse ich asketisch wie ein Mönch. Aber meine Achillesferse sind die Reste auf den Tellern der Kinder. Ich mag einfach kein Essen wegwerfen. Und abends packt mich manchmal die Knabberlust. Seit einiger Zeit verzichte ich völlig auf Zucker. Es scheint, als ob die abendlichen Gelüste weniger werden.*
*Ich frage mich manchmal, ob ich an einer Insulinresistenz leide. Wenn ich Zucker zu mir nehme, fühle ich mich manchmal Stunden später völlig abgeschlagen, als ob ich eine Grippe ausbrüte. Weizen verursacht bei mir oft Völlegefühl und von Milchprodukten muss ich aufstoßen. Womöglich habe ich auch Lebensmittelunverträglichkeiten.«*

## Was muss sich ändern?

Das ist also unsere Testperson. Sehen wir uns drei Tage lang genau an, was sie zu sich genommen hat. Daran schließen sich meine Vorschläge an, wie sie ihre Ernährung umstellen könnte, um die Polster um die Taille endlich loszuwerden.

## Tag 1

### So war der Tag:

| | |
|---|---|
| 7.00 Uhr | Aufstehen |
| 7.30 Uhr | 1 Tasse Tee mit Milch |
| 8.00 Uhr | Cornflakes mit Milch und 1 TL Zucker |
| 11.00 Uhr | Milchkaffee |
| 12.30 Uhr | Käsebaguette |
| 15.00 Uhr | 1 Tüte Rosinen und Nüsse |
| 16.00 Uhr | Milchkaffee |
| 18.00 Uhr | 1 Apfel |
| 20.00 Uhr | Blumenkohl in Käsesauce, grüne Bohnen, 1 Glas Wein, 2 Pfirsiche |
| 22.00 Uhr | 1 Tasse Rooibos-Tee mit Milch |
| 23.00 Uhr | Schlafen |

### Wo liegen die Fehler?

- Die Probleme beginnen schon am frühen Morgen. Seit der leichten Abendmahlzeit ist eine lange Fastenzeit vergangen – und dann wird der Organismus mit Koffein und Milch (die den Milchzucker Laktose enthält) erschreckt. Der Blutzuckerspiegel steigt, es wird Cortisol ausgeschüttet. Damit sind die Weichen für den Tag falsch gestellt. Dem Körper wird signalisiert, die Nährstoffenergie als Fett zu speichern, statt sie zu verbrennen.
- Bald später folgt die nächste Portion Zucker, pur und auch mit den Cornflakes, die meistens Zucker enthalten.
- Das Käsebaguette zum Mittag enthält zu viele Kohlenhydrate, aber nur wenig Eiweiß aus dem Käse. Weißmehl wird schnell verdaut und verursacht einen raschen Anstieg des Blutzuckerspiegels.
- Fazit: Die Frau isst weder zu große Mengen noch nascht sie viel, doch der Körper speichert, so viel er nur kann.

### Mein Vorschlag:

Das Bauch-weg-Programm für den 1. Tag

| | |
|---|---|
| 7.00 Uhr | Aufstehen |
| 7.30 Uhr | 1 Tasse heißes Wasser mit einer Zitronenscheibe (entschlackt die Leber) oder Rooibos-Tee |
| 8.00 Uhr | Zuckerfreies Körnermüsli mit Soja-, Reis- oder Hafermilch. Dazu 1 Tasse Kräutertee |
| 11.00 Uhr | Getreidekaffee mit heißer, aufgeschäumter, fettarmer Milch oder Sojamilch, 1 Apfel |
| 13.00 Uhr | Roggenbrot mit Tunfischsalat oder (noch besser) Salat mit Quinoa und Hummus |
| 16.00 Uhr | Getreidekaffee oder Kräutertee, 1 Hand voll Nüsse |
| 18.00 Uhr | 1 Apfel |
| 20.00 Uhr | Blumenkohl mit Käsesauce, grüne Bohnen, 1 Glas Wein, 2 Pfirsiche |
| 22.00 Uhr | 1 Tasse Rooibos-Tee ohne Milch |
| 23.00 Uhr | Schlafen |

# Tag 2

## So war der Tag:

| | |
|---|---|
| 7.30 Uhr | Aufstehen |
| 8.00 Uhr | 2 Tassen Milchkaffee |
| 8.30 Uhr | Cerealien mit Milch |
| 12.00 Uhr | 1 Tasse Kaffee |
| 13.00 Uhr | je 1 Möhre, Tomate und rote Paprikaschote mit Hummus, dazu 1 Scheibe Vollkorntoast |
| 14.00 Uhr | 1 Tasse Tee, 1 Satsuma |
| 16.00 Uhr | 1 Schokoriegel |
| 17.00 Uhr | 1 Tasse Tee |
| 17.30 Uhr | Fleischklößchen, weißer Reis, Gemüsepüree |
| 20.00 Uhr | 3 Gläser Wein, 1 Tüte Chips, 1 Hand voll Trockenpflaumen |
| 23.00 Uhr | Schlafen |

## Wo liegen die Fehler?

- Wieder bekommt der Organismus schon beim Aufstehen die falschen Signale, diesmal durch zwei Tassen Kaffee.
- Ein zweites Problem ist die lange Fastenphase am Nachmittag. Hier bekommt der Körper nur Koffein (aus Tee und Schokolade), Zucker und 1 Satsuma. Länger als 3 Stunden sollte man den Körper möglichst nicht fasten lassen. Der Organismus dieser Frau empfindet die langen Versorgungslücken, in denen er nur Stimulanzien bekommt, als bedrohlich und schüttet infolgedessen Stresshormone aus.
- Ungünstig ist auch die Kombination aus drei Gläsern Wein, Chips und Trockenpflaumen am Abend. Blutzucker- und Insulinspiegel steigen an, was während der Nacht, wenn sich die Verdauung verlangsamt, die Fettablagerung noch fördert. Obendrein fehlen Proteine, die die Fettablagerung verlangsamen könnten.

## Mein Vorschlag

Das Bauch-weg-Programm für den 2. Tag

| | |
|---|---|
| 7.30 Uhr | Aufstehen |
| 8.00 Uhr | 1 Tasse heißes Wasser mit Zitrone, Kräutertee mit Sojamilch |
| 8.30 Uhr | Zuckerfreies Müsli mit Sojamilch |
| 11.00 Uhr | Getreidekaffee und 1 Apfel |
| 13.00 Uhr | je 1 Möhre, Tomate, rote Paprikaschote mit Hummus und 1 Scheibe Roggentoast |
| 14.00 Uhr | Rooibos-Tee und 1 Satsuma |
| 16.00 Uhr | 1 Beutel Nüsse und Rosinen oder Haferknäckebrot mit Butter |
| 17.00 Uhr | 1 Tasse Rooibos-Tee |
| 17.30 Uhr | 1 Portion Fisch ohne Reis, Gemüsepüree aus Brokkoli oder Möhren |
| 20.00 Uhr | Während der ersten drei Monate nur am Wochenende 1 Glas Wein. Obstsalat mit Nüssen und Bio-Naturjoghurt oder ein Schälchen Instant-Brühe oder Misosuppe. |
| 23.00 Uhr | Schlafen |

# Tag 3

## So war der Tag:

| | |
|---|---|
| 7.00 Uhr | Aufstehen |
| 7.30 Uhr | 1 Tasse Tee |
| 8.00 Uhr | Toast mit Margarine |
| 9.30 Uhr | 1 Tasse Tee |
| 10.30 Uhr | 1 Tasse Tee |
| 11.30 Uhr | 1 Tasse Tee |
| 12.00 Uhr | Hähnchen, Zucchini, scharfe Bohnen |
| 13.00 Uhr | 2 Satsumas |
| 13.30 Uhr | 1 Tasse Kaffee |
| 17.00 Uhr | 1 Glas Limonade |
| 17.30 Uhr | Sehr kleine Portion Spaghetti Bolognese, 6 Pommes frites |
| 18.00 Uhr | 1 Birne |
| 21.00 Uhr | 1 Maiskolben mit etwas Olivenöl, 1 Hand voll Erdbeeren, 20 kleine Bio-Weizenkekse |
| 22.00 Uhr | 1 Tasse Rooibos-Tee |
| 23.00 Uhr | Schlafen |

## Wo liegen die Fehler?

- Der Tag fängt mit einem Koffeinschub nach einer zwölfstündigen Fastenphase an. Danach folgen raffinierte Kohlenhydrate.
- Daran schließt sich eine Fastenpause mit drei Koffeinschüben an. Der Körper geht in den »Hungersnot-Modus«, der eine Stresssituation ist. Das Koffein aus dem Tee fördert die Ausschüttung von Stresshormonen. Auch die Kinderbetreuung trägt ihren Teil zum Stress bei. Zuckerhaltige Limonade ist keine gesunde Wahl.
- Die Mahlzeit am späten Nachmittag ist klein, enthält aber reichlich stärkehaltige Kohlenhydrate aus Weißmehl-Spaghetti und Pommes frites.
- Als sie sich schließlich um 21 Uhr in Ruhe zum Essen setzt, verzichtet sie auf Proteine, die für die Stabilität des Blutzuckerspiegels wichtig wären. Deshalb kann sie wohl später den Keksen nicht widerstehen.

## Mein Vorschlag

Das Bauch-weg-Programm für den 3. Tag

| | |
|---|---|
| 7.00 Uhr | Aufstehen |
| 7.30 Uhr | 1 Tasse heißes Wasser mit Zitrone |
| 8.00 Uhr | 1 Scheibe Roggentoast mit Bio-Butter |
| 9.30 Uhr | 1 Tasse Rooibos-Tee |
| 10.30 Uhr | 1 Tasse Pfefferminztee, einige Nüsse |
| 12.00 Uhr | Hähnchen (noch besser wäre Fisch), Zucchini, pikante Bohnen |
| 13.00 Uhr | 2 Satsumas |
| 13.30 Uhr | 1 Tasse Getreidekaffee |
| 17.00 Uhr | 1 Glas verdünnter Orangensaft, dazu 1 Haferknäckebrot und Hummus |
| 17.30 Uhr | Kleine Portion Vollkorn-Nudeln mit Tomatensauce und Tunfisch |
| 18.00 Uhr | 1 Birne und 1 Hand voll Nüsse |
| 21.00 Uhr | 1 Maiskolben mit etwas Olivenöl, Tofuscheiben (in der Pfanne gebraten, mit weizenfreier Sojasauce beträufelt oder 1 Rührei und 1 kleiner Salat |
| 22.00 Uhr | Rooibos-Tee |
| 23.00 Uhr | Schlafen |

# Hilfreiche Nahrungsergänzung

Ergänzungspräparate können helfen, den Schwimmring loszuwerden. Ich bin überzeugt davon, dass solche Produkte in der richtigen Kombination (siehe Kapitel 5) die Wirkung Ihres neuen Ernährungsplans nachhaltig unterstützen.

Das Intensivprogramm dauert nur drei Monate an. Danach schließt sich das Langzeigprogramm an.

Es sorgt dafür, dass Sie Ihr Gewicht im Griff behalten. Es mag ein paar Euro kosten, der Gesundheit auf die Sprünge zu helfen. Doch letztlich werden Sie für den Preis eines Friseurbesuchs nicht nur gut aussehen und sich gut fühlen, sondern langfristig etwas für Ihre Gesundheit tun.

## Die richtige Wahl bei Nahrungsergänzungsmitteln

In den Regalen von Apotheken, Drogerien und Bio-Läden, aber auch in größeren Supermärkten finden Sie verschiedenste Nahrungsergänzungsmittel. Das große Angebot ist ausgesprochen verwirrend. Meiner Meinung nach stehen bei diesen Produkten Preis und Qualität in direktem Zusammenhang. Aus diesem Grund empfehle ich meinen Patienten, die hochwertigsten Produkte zu kaufen, die sie sich leisten können. Denn meist sind die teureren Mittel auch von wesentlich besserer Qualität.

Nur hochwertige Ergänzungspräparate werden vom Organismus optimal aufgenommen. Kapseln (im Idealfall aus vegetarischem Material ohne Gelatine) werden meist mit dem reinen Wirkstoff gefüllt, während Tabletten außerdem häufig verschiedene Füll- und Bindemittel enthalten.

## Mineralstoffe

Mineralstoffe wie Kalzium sollten in Form von Citraten, Ascorbaten oder Polynicotinaten eingenommen werden, die der Körper am leichtesten aufnehmen kann. Chloride, Sulfate, Carbonate und Oxide sollten Sie vermeiden, weil der Organismus sie nur schwer verwerte kann und die Mineralien womöglich ungenutzt wieder ausgeschieden werden.

## Aminosäuren

Bei Aminosäuren muss man zwischen zwei Typen unterscheiden, den L- und den D-Typen, beispielsweise L-Arginin oder D-Arginin. Der Buchstabe L gibt an, dass es sich um Naturstoffe handelt, während das D auf synthetisch hergestellte Produkte verweist. Empfehlenswert sind L-Aminosäuren, weil sie denen ähneln, die wir mit der Nahrung zu uns nehmen. Aminosäuren sollten immer auf nüchternen Magen genommen werden.

## Meine Empfehlung

Das Ziel ist, einen zu hohen Spiegel von Stresshormonen zu senken, den Blutzuckerspiegel zu regulieren und den Stress im Alltag unter die Lupe zu nehmen und zu verringern. Die Nahrungsergänzungsmittel können den Körper dabei unterstützen, dieses Ziel innerhalb des gesetzten Drei-Monats-Rahmens zu erreichen.

**Ich empfehle folgende tägliche Mengen:**

| | |
|---|---|
| Chrom | 200 µg |
| Zink | 15 mg |
| Vitamin E (gemischte Tocopherole) | 300 IE |
| Mangan | 5 mg |
| Magnesium | 300 mg |
| Vitamin $B_1$ | 25 mg |

| | |
|---|---|
| Vitamin $B_2$ | 25 mg |
| Vitamin $B_3$ | 25 mg |
| Vitamin $B_{12}$ | 25 µg |
| Biotin | 35 µg |
| Folsäure | 200 µg |
| Vitamin $B_5$ | 50 mg |
| Vitamin $B_6$ | 25 mg |
| Sibirischer Ginseng | 100 mg |
| Co-Enzym $Q_{10}$ | 25 mg |
| Alpha-Lipoinsäure | 100 mg |
| Grüntee-Extrakt | 50 mg |

Aminosäuren

| | |
|---|---|
| N-Acetyl-Cystein | 500 mg |
| L-Carnitin | 200 mg |
| L-Tyrosin | 200 mg |
| L-Arginin | 200 mg |
| L-Glutamin | 200 mg |
| Isoleucin | 100 mg |
| Leucin | 100 mg |
| Valin | 100 mg |

- Die Einnahme eines ausgewogenen Multivitamin-Mineralstoff-Präparats kann hier oft schon einen wertvollen Beitrag leisten.
- Sie können im Internet auch zwei spezielle, in England hergestellte Ergänzungspräparate bestellen (siehe meine Homepage, Adresse Seite 187). Diese Präparate werden in meinem Auftrag gefertigt und enthalten die oben genannten Vitamine, Mineralien und sonstigen Nährstoffe bzw. die oben aufgeführten Aminosäuren.
- Neben den Nährstoffen und Aminosäuren rate ich am Anfang außerdem zur Einnahme von:
  Vitamin C (als Ascorbat)
  mit Bioflavonoiden 1000 mg
  Omega-3-Fischöl 1000 mg
- Bei besonders hohem Stress empfehle ich
  Rhodiola rosea 250 mg

## Die Empfehlungen der DGE

Die Deutsche Gesellschaft für Ernährung (DGE) gibt zusammen mit den entsprechenden Fachgremien der Schweiz und Österreichs regelmäßig »Referenzwerte für die Nährstoffzufuhr« heraus. Diese orientieren sich außer an nutritiven auch an gesundheitlich-präventiven Aspekten. Sie gewährleisten eine angemessene und gesundheitlich unbedenkliche Zufuhr von Nährstoffen.

Die auf diesen Seiten genannten Mengen liegen teilweise über den von der DGE empfohlenen Werten, sind jedoch alle im unbedenklichen Bereich.

Sollten Sie sich dennoch unsicher sein, ob diese Mengen in Ihrem speziellen Fall auch sinnvoll sind, sprechen Sie am besten mit Ihrem Hausarzt.

# Bewegung bitte!

Wer seine Polster am Bauch abbauen möchte, kommt um Bewegung nicht herum. Besonders effektiv ist eine Kombination aus aerobem Training (Ausdauersport) und Krafttraining.
**Achtung:** Wenn Sie längere Zeit keinen Sport getrieben haben, sprechen Sie mit Ihrem Hausarzt, ehe Sie ein Trainingsprogramm beginnen.

## Ausdauertraining – besonders wirkungsvoll

Planen Sie wöchentlich vier Trainingseinheiten von je 30 Minuten ein und wählen Sie eine Sportart, die Ihnen Spaß macht. Dann stehen die Chancen viel besser, dass Sie auch durchhalten. Empfehlenswert sind Walken, Tanzen, Schwimmen oder Joggen. Natürlich können Sie auch einen Kurs besuchen. Sie trainieren richtig, wenn Sie leicht außer Atem sind, aber nicht so sehr, dass Sie sich nicht mehr unterhalten können. Wenn Sie während des Trainings sprechen können, heißt das, dass Sie noch reichlich Sauerstoff aufnehmen – und Sauerstoff kurbelt die Fettverbrennung an.
Am wirkungsvollsten ist Ausdauertraining, wenn man die Intensität variiert. Experten sprechen von Intervalltraining. Wenn Sie beispielsweise einen zügigen Spaziergang unternehmen, peilen Sie eine Strecke zwischen zwei Laternenpfählen oder Bäumen an und gehen Sie extraschnell (oder laufen Sie). Anschließend gehen Sie wieder langsamer weiter. Wiederholen Sie die schnellen Phasen und fordern Sie sich jedes Mal ein bisschen mehr. Auf dem Laufband können Sie ein Intervallprogramm wählen, das die Trainingsintensität automatisch variiert. Alternativ wechseln Sie selbst Tempo und Steigung, bis Sie leicht außer Atem kommen. Dann gönnen Sie sich eine Pause, ehe Sie wieder kurzfristig Gas geben. Je nach Fitnesslevel könnte eine **Trainingseinheit auf dem Laufband** so aussehen:

- **Mit einem Tempo von 6 km/h (oder einem angenehmen Tempo) beginnen**
- **Nach einer Minute auf 6,5 beschleunigen**
- **Nach der nächsten Minute auf 7,0 beschleunigen**
- **Nach der nächsten Minute auf 7,5 beschleunigen**
- **Nach der nächsten Minute auf 8,0 beschleunigen**
- **Nach der nächsten Minute auf 8,5 beschleunigen**
- **Nach insgesamt 5 Minuten auf 6 verlangsamen**
- **Nach der nächsten Minute auf 6,5 beschleunigen – und so weiter**

Setzen Sie dieses Intervalltraining 20 bis 30 Minuten fort. Indem Sie Geschwindigkeit und Länge der Intervalle variieren, wird der Körper unregelmäßig gefordert und die Fettverbrennung wird optimal angeregt. Außerdem wird durch das Intervalltraining ein Spaziergang oder eine Trainingseinheit auf dem Band (siehe oben) interessanter und abwechslungsreicher.

## Krafttraining – aber richtig

Zusätzlich zu Ihren vier Ausdauertrainingseinheiten sollten Sie pro Woche zwei bis drei halbstündige Einheiten Kraft- oder Gewichtstraining einplanen. Das bedeutet aber nicht, jeden Tag Sport zu treiben, denn Sie können auch beide Trainingsformen in einer einstündigen Einheit zusammenfassen. Wenn Sie an drei Wochentagen

eine Stunde trainieren, brauchen Sie sich nur noch einen halbstündigen Spaziergang am Wochenende vorzunehmen.
Nach dem Krafttraining brauchen die Muskeln etwas Zeit, um sich zu erholen. Darum ist es nicht sinnvoll, täglich die gleichen Muskelgruppen zu trainieren. Der Körper baut in Ruhephasen Muskelmasse auf (und verbrennt dabei Fett). Wenn Sie also eine Körperpartie intensiv trainiert haben, gönnen Sie ihr anschließend mindestens vier Tage Ruhe.

Am besten konzentrieren Sie sich in den Trainingseinheiten abwechselnd auf den Ober- und den Unterkörper, sodass jede Muskelgruppe ausreichend Pause bekommt. Planen Sie das **Gewichtstraining stets vor dem Ausdauertraining** ein.

Nur so stellen Sie sicher, dass die Muskeln nicht erschöpft sind und dass Sie die Übungen korrekt ausführen können. Die ideale Trainingszeit ist der Morgen, weil der Körper vor allem um diese Zeit gespeichertes Fett gut abbaut.
Nehmen Sie möglichst eine halbe Stunde nach dem Training Eiweiß (z.B. Nüsse oder Tunfisch) zu sich. So werden die beanspruchten Muskeln versorgt und ihre Regeneration beschleunigt.

## Krafttraining im Studio

Im Fitness-Studio können Sie mit Geräten arbeiten. Rudermaschine und Crosstrainer sind gut geeignet, weil sie Ober- und Unterkörper gleichzeitig trainieren. Lassen Sie sich die Benutzung des Rudergerätes genau erklären, denn bei falscher Technik wird der Rücken zu stark beansprucht.

## Krafttraining zu Hause

Es gibt eine Reihe guter Fitness-Videos. Kaufen Sie aber lieber ein Video von einem Fitnessexperten als das »Wunderprogramm« eines Prominenten. Häufig wird mit Hanteln oder flexiblen Gummibändern trainiert, die es für wenig Geld in jedem Sportgeschäft zu kaufen gibt.
Für die **Übungen auf den folgenden Seiten** können Sie aber ebenso gut auch 1-Liter-Mineralwasserflaschen oder Kilobeutel mit Reis verwenden.

## Das richtige Gewicht

Wer noch nie Krafttraining gemacht hat, sollte mit leichten Gewichten beginnen und sich allmählich steigern. Eine Übung besteht aus jeweils drei »Sets«, wobei ein Set aus zwölf Wiederholungen der Bewegung besteht. Wie findet man nun heraus, welches Gewicht (für den jeweiligen Fitnessgrad) optimal ist? Ganz einfach: Wenn Sie sich beim dritten Set anstrengen müssen und vielleicht nur acht oder zehn Wiederholungen schaffen, stimmt das Gewicht. Schaffen Sie mehr als 12 Wiederholungen, ist das Gewicht zu leicht. Gönnen Sie sich zwischen den Sets jeweils 1 Minute Pause. Sie werden merken, dass Ihre Kraft schnell zunimmt. Wenn Sie das dritte Set gut schaffen, erhöhen Sie das Gewicht.

Beim Krafttraining kommt es auf die richtige Technik an. Wer es falsch angeht, verschwendet Zeit und Mühe und riskiert sogar Verletzungen. Um sicherzugehen, dass Sie die **Übungen korrekt ausführen,** sollten Sie ruhig einmal vor dem Spiegel trainieren.

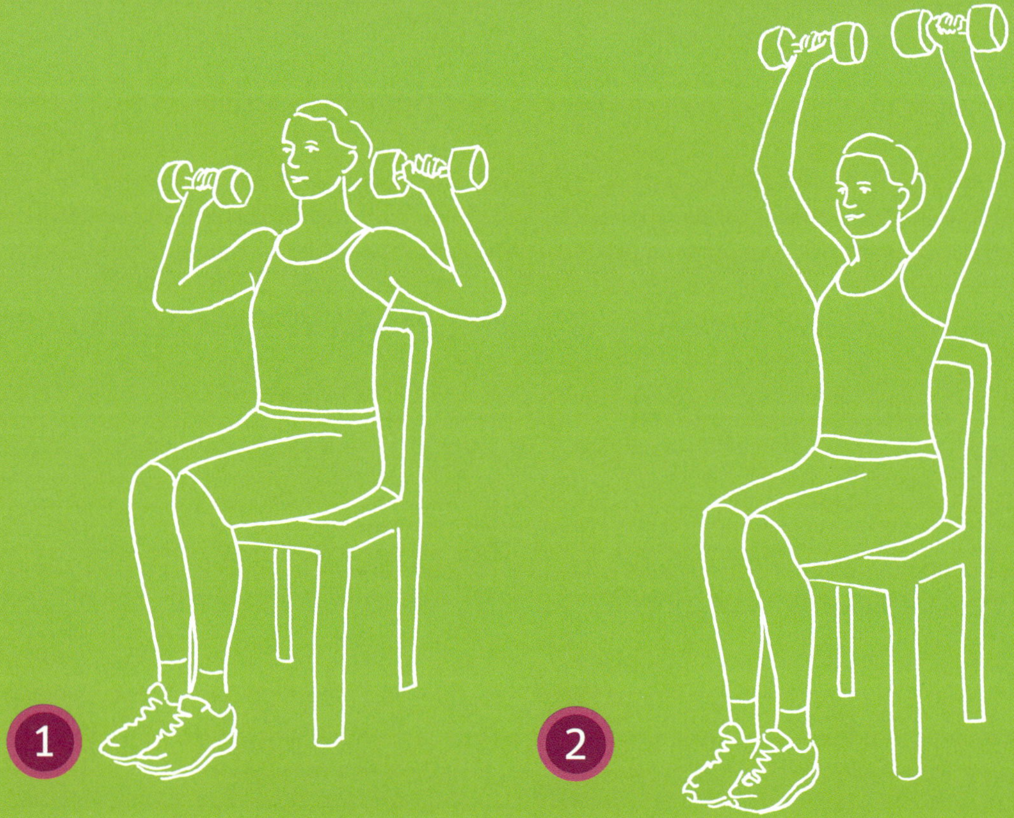


## Armpresse im Sitzen

### Für Arme und Schultern

1. Sie sitzen auf einem Hocker oder auf dem Ende einer Bank. Die Füße sind ganzflächig auf dem Boden aufgesetzt. In jede Hand ein Gewicht nehmen, die Gewichte bis auf Höhe der Ohren heben. Die Handflächen zeigen nach vorn, die Ellenbogen nach außen.
2. Die Gewichte mit einer fließenden Bewegung nach oben und innen führen, bis sie sich über Ihrem Kopf fast berühren. Die Arme dabei gestreckt halten, die Ellenbogen sind fast durchgedrückt. Langsam die Gewichte wieder in die Ausgangsposition senken.

### Darauf sollten Sie achten:

Nicht nach hinten lehnen! Den Rücken gestreckt und aufrecht halten. Das Kinn nicht herunterdrücken, die Schultern nicht hochziehen.